칼 융과 차크라

Archetypal Chakras: Meditations and Exercises for Opening your Chakras

Copyright ⓒ by Kösel-Verlag, GmbH & Co., Munich
all right reserved.

Korean translation copyright ⓒ 2010 by Sri Krishnadass Ashram
Published by arrangement with Kösel-Verlag, GmbH & Co., Munich.

이 책의 한국어판 저작권은 Kösel-Verlag GmbH & Co., Munich와의 독점 계약으로
슈리 크리슈나 다스 아쉬람에 있습니다.
저작권법에 의하여 한국 내에서 보호를 받는 저작물이므로
무단 전재와 무단 복제를 금합니다.

칼 융과 차크라

아놀드 비틀링어 지음 | **최여원** 옮김

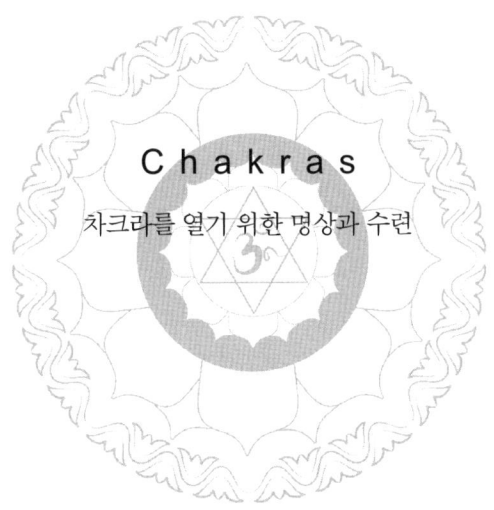
Chakras
차크라를 열기 위한 명상과 수련

슈리 크리슈나 다스 아쉬람

목차

서문 | 13

제1부 차크라 — 동양과 서양

개별화 과정과 차크라의 상징 | 17
분석 심리학의 관점에서 본 차크라의 상징 | 27

제2부 차크라 — 정의

차크라의 상징과 차크라의 길 | 41
뿌리 차크라……물라다라(제1차크라) | 49
양극성 차크라……스와디스타나(제2차크라) | 62
태양신경총 차크라……마니푸라(제3차크라) | 75
가슴 차크라……아나하타(제4차크라) | 90
목구멍 차크라……비슈디(제5차크라) | 100
제3의 눈 차크라……아갸나(제6차크라) | 110
왕관 차크라……사하스라라(제7차크라) | 115

제3부 차크라와 색

차크라가 상징하는 색 | 125
빨강……뿌리 차크라 | 127
주황……양극성 차크라 | 129
노랑……태양신경총 차크라 | 131
초록……가슴 차크라 | 133
파랑……목구멍 차크라 | 136
남색……제3의 눈 차크라 | 138
보라……왕관 차크라 | 139
색채 명상 | 141

제4부 차크라와 내면의 동물들

개인의 차크라 동물들 | 147
치유의 원 | 155

제5부 차크라의 서구적 해석

성서에서의 차크라의 길 | 157

차크라 명상과 같은 주기도문 | 170

동화 속의 차크라 상징들 | 184

차크라의 상징에서 본 동화 『홀레 아주머니』 | 194

삶의 여정 그리고 차크라의 길 | 224

주석 | 228

참고 문헌 | 244

그림 목차

그림 1. 일곱 차크라 | 21
그림 2. 개별화 과정의 여러 단계 | 23
그림 3. 쿤달리니 에너지로 명상하고 있는 상징적 표현 | 42
그림 4. 렘니스케이트(∞) 만들기 | 47
그림 5. 뿌리 차크라의 상징 | 49
그림 6. 뿌리 차크라에 있는 의식 | 53
그림 7. 의식의 층들 | 54
그림 8. 4가지 기본 심리학적 유형 | 55
그림 9. 융의 심리학적 유형 | 55
그림 10. 도(道)와 융의 심리학적 유형 | 56
그림 11. 뿌리 차크라 단계에 있는 환자의 그림 | 59
그림 12. 땅에 무릎이 닿도록 구부린다 | 61
그림 13. 양극성 차크라의 상징 | 62
그림 14. 괴르겔이 하느님을 만나다 | 272
그림 15. 반대편으로 움직이기 | 74
그림 16. 태양신경총 차크라의 상징 | 75
그림 17. 자기실현 | 84

그림 18. 반대편을 연결하기 | 89

그림 19. 가슴 차크라의 상징 | 90

그림 20. 촉수가 만다라로 바뀌다 | 95

그림 21. 완성된 만다라 | 96

그림 22. 숨을 들이마신다 | 99

그림 23. 두 손을 모으고 숨을 내쉰다 | 99

그림 24. 목구멍 차크라의 상징 | 100

그림 25. 턱을 들어 올린다 | 109

그림 26. 머리를 기울인다 | 109

그림 27. 제3의 눈의 상징 | 110

그림 28. 제3의 눈을 위한 수련 | 114

그림 29. 왕관 차크라의 상징 | 115

그림 30. 첫 4가지 자세 | 120

그림 31. 렘니스케이트(∞) | 121

그림 32. 사과 만다라 | 211

그림 33. 튜빙겐의 야고보 교회의 부조 : 11세기 | 225

차크라를 위한 수련과 명상에 관한 목차

차크라 조화시키기·····················전후 왕복 수련 | 45

차크라 조화시키기·····················십자 표시 | 45

차크라 조화시키기·····················렘니스케이트(영원의 표시) | 46

뿌리 차크라를 발달시키기 위한 수련 | 60

양극성 차크라를 발달시키기 위한 수련 | 73

태양신경총 차크라를 발달시키기 위한 수련 | 88

가슴 차크라를 발달시키기 위한 수련 | 98

목구멍 차크라를 발달시키기 위한 수련 | 108

제3의 눈 차크라를 발달시키기 위한 수련 | 113

왕관 차크라를 발달시키기 위한 수련 | 119

색채 명상 | 141

내면의 동물과의 만남 | 152

치유의 원 | 155

뿌리 차크라 명상 | 162

양극성 차크라 명상 | 163

태양신경총 차크라 명상 | 164

가슴 차크라 명상 | 165

목구멍 차크라 명상 | 166

제3의 눈 차크라 명상 | 167

왕관 차크라 명상 | 168

주기도문 차크라 명상 | 174

뿌리 차크라 : 아멘 | 174

양극성 차크라 : 악에서 구하소서 | 175

태양신경총 차크라 : 우리를 유혹에 빠지지 않게 하시고 | 176

가슴 차크라 : 우리의 죄를 용서하시고 | 176

목구멍 차크라 : 오늘 우리에게 일용할 양식을 주시고 | 177

제3의 눈 차크라 : 아버지의 뜻이 이루어지소서 | 178

왕관 차크라 : 우리 아버지 | 179

서문

나는 인도의 요기인 스와미 아말다스(Swami Amaldas)를 통해 처음으로 차크라를 알게 되었다. 그리고 융(Carl Gustav Jung)을 통해 고대 인도의 차크라 상징을 이해하게 되었다. 따라서 나의 이 책은 자연히 차크라 구조에 관한 융의 기초적인 설명부터 시작되며, 이것이 이 책의 근간을 이루게 된다.

차크라에 대한 융의 메시지는 뒤에 나오는 개인 차크라의 상징들에 의해 범위가 더욱 확장되어 개인의 실제적인 경험들과 연결된다.

나 자신도 융의 생각처럼 차크라의 길은 자기실현의 길이라고 생각한다. 개인의 차크라 상징들은 개별화 과정의 구체적인 단계들에 대한 기억을 돕는 것으로 알고 있다. 우리는 이러한 차크라 단계들의 의미를 잘 이해하기 위하여 각각의 차크라를 살펴볼 것이며, 몇 가지 간단한 수련을 해 볼 것이다. 그 수련들을 선정할 때, 나는 그것들 하나하나가 각 차크라의 의미를 표현하고 있다는 것을 분명히 하고 싶었다. 또한 명상하는 사람들이 그것들을 쉽게 할 수 있도록 단순화하는 것이 중요하다고 생각했다.

　나에게 그 수련들은 매일 새로운 하루를 맞이하기 위한 준비 작업으로서 매우 소중한 것이 되었다.

　덧붙여, 차크라의 상징적인 색과 각 개인의 차크라에 속하는 내면의 동물에 대해서도 언급할 것이다. 차크라의 내면의 동물과 함께 작업하는 것은 치유에 효과적이라는 것이 이미 밝혀졌다.

　'성서에서의 차크라의 길'이란 제목이 붙은 장은 잘 알려진 '주기도문'의 구조가, 전체가 되고자 하는 차크라의 길을 궁극적으로 묘사하고 있다고 생각되어 쓴 것이다. 이는 차크라의 길이 동·서양의 전통에 관계없이 우리 각자의 삶의 길임을 나타내고 있다는 것을 의미한다.

스위스 샤프하우젠에서,
아놀드 비틀링어 박사

제1부

차크라 — 동양과 서양

개별화 과정과 차크라의 상징

취리히 C. G. 융 연구소에서 있었던 일이다. 나는 처음으로 융 연구소 소장의 사무실을 방문했는데, 그 연구소의 모든 벽이 커다란 차크라의 상징들로 장식되어 있는 것을 보고 무척 놀랐다. 그것들은 여기 이 책에도 나오는데, 아서 아발론(존 우드로페 경, Sir John Wood-roofe)이 1918년에 펴낸 『쿤달리니의 힘(The Serpent Power)』[1)]에서 복사한 것들이었다. 나는 서구에 차크라가 알려지기 훨씬 전에, 융이 이 심오한 에너지 센터들을 이미 폭넓게 연구했으며 그것들에 관해 유용한 정보들을 제공했다는 것을 알고 있었다. 그런데 믿을 수 없는 것은, 오늘날 서점에 진열되어 있는 차크라에 관한 책들이 융이나 그의 연구에 대해서는 거의 언급하지 않고 있다는 점이다. 여기에 대해 한 가지 추측할 수 있는 이유는, 차크라가 『융 전집(The Collected Works of C. G. Jung)』에만 몇 군데 언급되어 있으며, 많은 세미나에서 융이 차크라에 대해 언급하였으나, 이 세미나의 필사본들은 한정된 범위에서만 발간되어 오고 있기 때문일 것이다.[2] 나는 이러한 점을 애석히 여겨, 융이 각 차크라의 상징들에 대해 이미 말해 왔음을 알리기 위해 이 책을 썼다.[3]

융은 차크라의 체계를 개별화 과정으로 생각했다. 개별화 과정이란 정확히 무엇인가? 융은 여기에서 무엇을 말하고자 하였는가? 그는 '개별화'란 일반적으로 "개인들이 한 개인으로서 성장하여, 다른 사람들과 다르게 되는 과정의 절차다…… 그러므로 개별화는 한 개인의 특성이 발달되어 가는 차별의 과정이다."라고 하였다.[4]

M. L. von 프란츠(Marie-Louise von Franz. 이하 프란츠로 표기)는 이를 소나무의 성장 과정에 비추어 말했다.

> 다음과 같은 방식으로 이를 설명할 수 있다. 소나무의 씨앗은 소나무라는 잠재적 형태 속에 소나무의 전체 미래를 포함하고 있다. 소나무의 각 씨앗은 특정한 장소에, 특정한 시간에 떨어지는데, 그곳은 토양과 돌의 질, 땅의 경사 등 수많은 특별한 요소들이 있다…… 씨앗 속에 내재된 소나무의 잠재적인 전체는 돌을 피하고 태양을 향하면서 이러한 환경들에 적응한다…… 이렇게 개별적인 소나무는 자신의 전체성을 충족시키면서 천천히 존재 속으로 들어가 실제의 소나무가 되는 것이다. 그 살아 있는 소나무가

없으면 소나무의 이미지는 단지 추상적인 생각일 뿐이다. 한편, 개인에 있어서는 전체성을 충족시킨 소나무의 실제가 개별화 과정의 목표인 것이다.[5]

마치 식물이 그렇듯이, 이러한 과정은 자연적인 성장 과정으로서 무의식적으로 일어난다. 그러나 정확히 말해서 개별화 과정은 인간이 발달을 의식하게 될 때 비로소 시작된다.

인간은 분명히 그 자신의 발달에 의식적으로 참여할 수 있다. 인간은 스스로의 결정에 의하여 때때로 자신의 발달을 느낄 수 있을 뿐만 아니라, 적극적으로 자신의 발달과 협동할 수 있다. 이 협동은 보다 좁은 의미의 개별화 과정에 속한다.[6]

결론적으로, 개별화 과정은 무의식이 의식화됨으로써 자기실현을 이루는 것을 의미한다. 융은 "개별화 과정은 실제적으로 최초로 정체성이 형성되는 단계로부터 시작되는 것으로 의식의 발달과 같은 것이다. 따라서 개별화 과정은 의식적, 심리적 삶을 풍부하게 하는 의식 영역의 확장을 의미한다."라고 말한다.[7]

의식화 및 자기실현을 이루는 추진력은 자아(ego)에서 나오는 것이 아니라, 정신의 전체인 자기(Self)에서 나온다. 그러므로 자기실현 (Self-actualization)은 내적 전체인 자기가 지금 이 상황에서 나(ego)에게 원하는 것이 무엇이며, 나를 통하여 성취하고 싶은 것이 무엇인가를 아는 것을 뜻하며,[8] 또한 자기로부터 이와 같은 메시지들을 듣는 것을 의미한다.

이 개별화 과정에서, 우리는 동일시의 모습, 무의식과의 첫 조우, 그림자에 대한 통찰, 투사의 철수, 아니마 혹은 아니무스와의 조우, 그리고 자기와의 체험과 같은 개별화 과정의 다양한 단계들과 정신적 현상들을 감지할 수 있을 것이다.[9]

융은 연금술, 점성학, 타로, 음양철학, 그리고 차크라의 체계에서 정신의 이러한 면들을 인지하고 있었다.[10] 프란츠는 『인간과 상징(Man and His Symbols)』에서 "모든 종교들은 상징을 내포하고 있는데, 그것은 개별화 과정 혹은 개별화 과정의 중요한 면을 나타낸다."고 하였다.[11] 여기에는 우리가 지금 관심을 가지고 있는 차크라의 상징도 포함된다. 융은, 차크라의 체계는 개별화 과정을 그림으로 나타낸 일련의 상징으로서, '동양에서 가장 뛰어난 상징의 예'로 간주했다.[12]

차크라 체계란 무엇인가? 쿤달리니 요가의 가르침에 의하면, 인간은 미묘한 몸(에테르의 몸, 정서의 몸, 마음의 몸, 영혼의 몸)을 가지고 있는데, 그것은 우리의 물리적인 몸에 퍼져 나가, 물리적인 몸을 둘러싸고 있다 한다. 삶의 에너지는 이 미묘한 몸을 통해 흐르는데, 이 에너지를 쿤달리니라고 하며, 상징적으로 뱀으로 묘사된다. 쿤달리니는 척추의 가장 아래쪽에서 감긴 상태로 수면을 취하고 있다. (쿤달리니는 '하나로 감기어 있다'는 의미이다.)

명상에서는, 이 쿤달리니를 일깨워 삶의 에너지를 흐르게 하여 치유의 힘으로 발달시키는 것을 중요하게 생각한다. 인도인들은 이 에너지의 주요한 경로가 척추이며, 그것은 척추를 따라 흐른다고 한다. 이 에너지는 척추를 따라 오를 때, 뿌리 차크라부터 시작해서 차례로 각 차크라를 거쳐 왕관 차크라까지 올라간다. 시각적으로 말하면, 그것은 '땅에서 하늘까지' 나아간다. 그 일곱 가지 주요 차크라 센터는 척추의 맨 아래, 복부 밑, 태양신경총, 가슴, 목구멍, 이마, 그리고 정수리에 있다(그림 1을 보라).

차크라에 관한 지식은 고대부터 전해져 오고 있다. 차크라는 인도에서 보존되고 발달되어 왔지만, '인도인'에게만 있는 것이 아니라 모

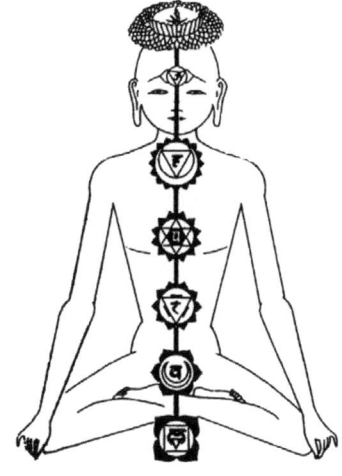

7. 사하스라라 — 왕관 차크라
6. 아갸나 — 제3의 눈 차크라
5. 비슈디 — 목구멍 차크라
4. 아나하타 — 가슴 차크라
3. 마니푸라 — 태양신경총 차크라
2. 스와디스타나 — 양극성 차크라
1. 물라다라 — 뿌리 차크라

그림 1. **일곱 차크라**

든 인간에게 다 있다. 차크라는 다른 문화권에서도 경험되고 지각되는데, 서구에서는 책뿐만이 아니라 그림과 건축 자료에도 차크라와 비슷한 것들이 발견된다.[13] 융에 의하면, 차크라는 요가의 가르침에서만 볼 수 있는 것이 아니라, 요가의 지식이 없었다고 여겨지는 고대 독일 연금술에서도 이와 비슷한 내용을 볼 수 있다고 한다.[14]

한 예로, 다양한 형태로 출판되고 있는, 발렌틴 안드레(Valentin Andrae)에 의해 널리 알려진, 『화학 결혼(Chymische Hochzeit)』이 있다.[15] 차크라는 서양의 동화에서도 가끔 나타난다. 성경에도 차크라에 대한 경험이라고 해석될 수 있는 내용들이 있다.[16]

어떤 사람들은 차크라가 풍부한 상상의 산물이라고 하는데, 이는 과학적으로 증명될 수 없기 때문이다. "차크라는 실제로 존재하는가?"라는 물음에 대해, 융은 "차크라의 센터들은 단지 은유일 뿐이다…… 하지만 인도인들은 '마치' 그러한 센터들이 있는 것처럼 말한다."라고 하였다.[17] 그러나 "……흥미로운 것은, 쿤달리니가, 각 차크라의 센터에 해당하는, 우리 몸의 생리학적 센터들이 위치한 장소를 통해 올라갈 때, 어떤 증상들이 일어난다는 것이다. 그것은 특정한 몸의 기관에 영향을 주는 것과 같은 센터들이 실제로 '마치 있는 것처럼' 있다."는 것이다.[18] 나는 이 책에서 차크라의 상징적 의미에 대해 말하고자 하기에 "차크라가 실제로 존재하는가?"라는 문제는 다루고 싶지 않다. 이것은 차크라의 정확한 위치와는 또 다른 문제이기 때문이다.

융은 차크라를 정밀하게 발달된 "정신적 수준의 체계, 회음부에서 정수리까지 올라가는 의식이 자리하는 곳"[19] 또는 "의식의 다양한 위치에 자리하고 있는 연꽃처럼 생긴 센터"[20]라고 부른다. 융은 그림으로 그러한 사실들을 설명했다.[21] 이 그림은 (그림2를 보라) 바퀴와 같은 원을 보여 준다. 원의 아랫부분을 보면, 한 여인의 무릎과 팔꿈치가 모두 바닥에 뒤얽혀 있다. 원 아래에는 어두운 구름들이 있다. 원 가운데는 좀 더 작은 원이 있고, 그 안에는 손에 책을 들고 있는 여인이 앉아 있다. 윗부분에는 여인이 빛나는 원을 향해 두 팔을 뻗치면서

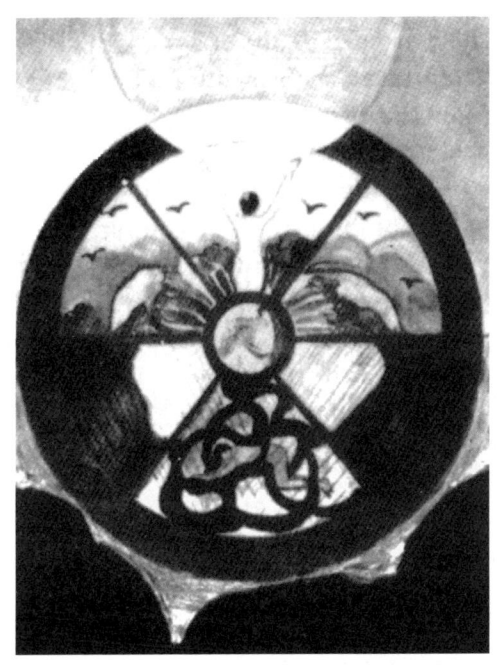

그림 2. **개별화 과정의 여러 단계**
(융-빌헬름의 『황금 꽃의 비밀』 중 삽화 5, 런던: 루틀리지, 1931)

서 있다. 융은 이 그림이 개별화 과정의 여러 단계를 나타낸다고 한다.[22]

그림의 아랫부분에는 여인이 많이 꼬인 고리버들의 뿌리(쿤달리니 요가의 물라다라)에 붙잡혀 있다. 중간(아나하타)에는 여인이 책을 보고 있다. 그녀는 마음을 닦고 있으며, 자신의 지식과 의식을 확대시키고 있다. 『황금 꽃의 비밀』에서 융은 가운데 그림을 가리켜 '중앙의 그림은 묵상의 표현'이라고 했다.[23] "꼭대기(사하스라라와 동일한)에서, 여인은 자기의 개별성을 확대하고 자신을 자유롭게 하는 천국과 같은 원 안에서 빛을 받아 (레나타로서) 다시 태어나고 있으며, 원의 둥근 모양은 '신의 왕국'을 표현하는 만다라로 되어 있다. 그림 아래 바퀴 모양의 만다라에는 고리버들이 있다…… 아래에는 눈에 띠지 않는, 통일성이 없어 보이는 검은 구름들이 있다. 이 그림은 개별성이 위와 아래로 확장될 필요가 있다는 평범하지 않은 사실을 보여 주고 있다."[24]

융은 각 차크라의 의미에 대해 질문을 받을 때, 인도인들의 해석을 그대로 받아들여 설명하는 대신, 그 자신의 서구식 뿌리에 근거하여 차크라를 해석하였다. 그는 "만약 우리가 탄트라 요가를 우리 서구인의 정신으로 접근하여 작업하지 않는다면, 탄트라 요가는 서구인의 사고방식에 외국의 것으로 남을 것이며, 그것 본래의 성장을 방해할 것이다. 그러면 그 결과는 탄트라 요가의 간접적인 성장만을 가져올 것이며, 심지어는 그것에 독이 될 수도 있을 것이다."라고 하였다.[25]

인도를 연구하는 학자 하우어(J. W. Hauer)도 차크라를 서구식으로 해석하는 것이 타당하다고 하였다. 그는 서구인들이 서구의 시각에서 인도의 상징들을 고찰하는 것이 차크라에 대한 서구인들의 정당한 접근이라고 믿었다.

하우어는 또 서구식 해석은 인도의 해석만큼 정확하다고 생각하였다. "나는 우리가 인도의 서적 여기저기에 나타나는 암시를 사용할 때처럼, 우리가 서구인으로서 독자적으로 차크라의 상징적 의미를 찾을 때만이 인도인들이 의미하는 본래의 뜻에 가까이 가게 될 것이라 생각한다. 그렇다. 그렇게 한다면 우리는 적어도 차크라에 대해 논평한 인도인들만큼 이 상징들의 창조적인 힘에 보다 더 가까워질 것이다. 따라서 우리 서구인들은 우리 자신을 위해서 실례를 무릅쓰고 차크라의 상징들을 서구인의 방식으로 해석할 것이다."라고 하였다.[26]

그러나 차크라의 상징들이 의미하는 길을 따라가는 것이 그 상징들을 해석하고 이해하는 것보다 훨씬 더 중요하다. 차크라의 상징들은 하나의 길 혹은 과정을 나타내는 것으로, 말하자면, 개별화 과정이다. 요점은 차크라의 상징들을 단지 바라보거나 명상의 목적으로만 사용할 것이 아니라, 그 상징들을 살리는 것이다. "삶의 또 다른 구체적 경험으로서 차크라를 이해하게 될 때, 요가의 길은 삶에 영향을 미치게 된다."[27]

하우어는 다시 붓다의 말을 인용하여, "단순한 명상은 우리를 깊은 곳에까지 이르게 하지 못하며, 단지 마음의 상태에까지만 이르게 한다."라고 하였다.[28] 하우어는 계속해서, "차크라를 진정으로 바라본다는 것은 차크라가 우리가 경험해 오고 있는 현실의 삶을 상징할 때,

그리고 우리가 차크라를 통하여 살아가고 있을 때, 그리고 이 모든 것이 차크라에 상징적으로 묘사되고 응축되어 있을 때만이 의미가 있다."고 하였다.[29]

융은 서구인들이 어떻게 차크라의 상징들을 이해하고 사용하는지 설명함으로써 우리에게 지대한 공헌을 하였다. 그는 이 멋진 체계에 접근하기 위한 납득할 수 있는 방법을 보여 주었다. 다음 장에서 이를 상세하게 설명할 것이다.

분석 심리학의 관점에서 본 차크라의 상징

이 장에서, 우리는 인도의 관점에서 본 차크라와 서구의 분석 심리학의 관점에서 본 차크라에 대해 논의할 것이다. 여기에서는 차크라에 관한 기본 내용들이 다루어질 것이므로, 차크라의 기원과 차크라의 요소들, 즉 만다라, 음, 색채 등을 추적할 수 있을 것이며, 이는 뒷장에 나오는 차크라의 상징적 의미를 이해하는 데 도움이 될 것이다.

물라다라(Muladhara) – 뿌리(제1) 차크라

물라다라(물라=뿌리, 다라=중심: 뿌리 중심)는 쿤달리니의 자리이다. 모든 에너지는 물라다라 안에 담겨 있는데, 이 에너지는 아직 활성화되지 않았다.

뿌리 차크라의 원소는 흙이다.

    융의 관점에서 보면, 뿌리 차크라는 의식의 세계이며, 모든 무의식은 활동하지 않는 상태로 있다. 물라다라는 개별화 과정으로 가기 위한 출발점이다. "물라다라는 평범한 일상의 삶이며, 우리가 사는, 하루하루가 존재하는, 평범한 삶의 현장이다…… 우리는 어떤 장소, 특정한 나라의 평범한 시민들이다…… 심리학적으로 해석하면, 물라다라는 우리의 의식이 있는 곳이다. 그곳은 우리의 자아가 있는 곳이며, 모든 인간의 신성이 잠들어 있는 곳이다…… 물라다라의 세계는 전적으로 평범한 장소이다. 그곳은 가족, 우리의 일, 극장, 기차가 있으며, 돈이 지불되어야 하는 곳이다."[1]

스와디스타나(Svadhistana) – 양극성(제2) 차크라

스와디스타나(스와=우리에게 속해 있는 무엇, 스탄=우리가 사는 장소: 우리가 사는 우리 자신의 장소)

양극성 차크라의 원소는 물이다.

"스와디스타나에 있는 물은 세례의 물이다…… 세례는 자신을 물에 빠뜨리는 상징적 행동이다…… 그 과정에서 마카라(Makara; 악어)

가 우리를 삼켜 버릴 수 있다…… 그러나 우리는 물에 빠뜨려짐으로써만 다시 태어날 수 있다. 오늘날에는 정신 분석이 마카라를 대신하는데, 무의식에 빠지는 것은 위험하지만 재생을 뜻하기도 한다."[2]

이 차크라는 무의식의 영역에 속하는 모든 것을 상징한다. 이제 무의식의 세계가 의식의 세계에 더해진 것이다. 융은 "두 번째 센터는 무의식의 모든 특성을 품고 있다. 물라다라를 벗어난 길은 우리를 무의식으로 인도한다."라고 하였다.[3] 그러나 어떤 의미로는, 무의식과 의식은 서로 보완하는 관계이므로 의식과 무의식 사이에 양극이 생긴다. "우리가 물라다라를 떠나 스와디스타나에 도달할 때, 우리가 의식의 세계에서 배웠던 확실한 그 무엇들은 이제 완전히 다른 가치를 가지게 된다. 우리를 의식의 세계에 있게 하고 우리를 붙잡았던 그 무엇은 무의식의 새로운 세계로 들어갈 때는 우리의 최대의 적이 될 것이다…… 세상에서 축복이었던 것은 그 무엇이든지 무의식에서는 적으로 변할 것이다."[4]

마니푸라(Manipura) – 태양신경총(제3) 차크라

마니푸라(마니=보석, 푸라=도시: 보석의 도시)

태양신경총 차크라의 원소는 불이다.

융은 말하기를 "마니푸라에서는 평소에는 우리에게 억압되어 있던 모든 악마적인 감정들이 속박에서 풀려난다. 세례를 받고 난 후, 우리는 곧바로 지옥으로 간다. 지옥은 보석의 도시다. 이 얼마나 끔찍한 역설인가? 그러나 불 속에서 견디지 못하는 사람은 누구인가? 불이 없는 곳에는 빛도 없다. 불은 고통스럽고, 태우며, 우리의 시간을 마모시킬 것이다. 그러나 불은 또한 강함의 원천이다."[5)]

> 마니푸라에 있을 때, 당신은 갈등이 없다. 왜냐하면 당신이 갈등 그 자체이기 때문이다…… 당신은 수천 조각으로 폭발될 수 있다. 그러나 당신은 여전히 당신 자신으로서 하나이다. 왜냐하면 마니푸라에는 판단할 기준점이 없으며, 서로 반대되는 쌍들 사이에는 아무것도 존재하지 않기 때문이다. 당신이 모든 것이기 때문에, 당신이 감정적일 때, 당신은 또한 그 감정과 상반되는 쌍이기도 하며, 이것이기도 하고 저것이기도 하다.[6)]

또 융은 마니푸라에 대해 이렇게 말했다.

> 여기에 있는 불은…… 분리되고 모순된 것들이 함께 녹아 있기 때문에 치유력이 있다. 마니푸라는 물질들이 함께 섞이고 함께 녹는 용광로(연금술사들이 쓰는 큰 항아리)와 유사한 만남의 불이다.[7)]

가 우리를 삼켜 버릴 수 있다…… 그러나 우리는 물에 빠뜨려짐으로써만 다시 태어날 수 있다. 오늘날에는 정신 분석이 마카라를 대신하는데, 무의식에 빠지는 것은 위험하지만 재생을 뜻하기도 한다."[2]

 이 차크라는 무의식의 영역에 속하는 모든 것을 상징한다. 이제 무의식의 세계가 의식의 세계에 더해진 것이다. 융은 "두 번째 센터는 무의식의 모든 특성을 품고 있다. 물라다라를 벗어난 길은 우리를 무의식으로 인도한다."라고 하였다.[3] 그러나 어떤 의미로는, 무의식과 의식은 서로 보완하는 관계이므로 의식과 무의식 사이에 양극이 생긴다. "우리가 물라다라를 떠나 스와디스타나에 도달할 때, 우리가 의식의 세계에서 배웠던 확실한 그 무엇들은 이제 완전히 다른 가치를 가지게 된다. 우리를 의식의 세계에 있게 하고 우리를 붙잡았던 그 무엇은 무의식의 새로운 세계로 들어갈 때는 우리의 최대의 적이 될 것이다…… 세상에서 축복이었던 것은 그 무엇이든지 무의식에서는 적으로 변할 것이다."[4]

마니푸라(Manipura) – 태양신경총(제3) 차크라

마니푸라(마니=보석, 푸라=도시: 보석의 도시)

태양신경총 차크라의 원소는 불이다.

융은 말하기를 "마니푸라에서는 평소에는 우리에게 억압되어 있던 모든 악마적인 감정들이 속박에서 풀려난다. 세례를 받고 난 후, 우리는 곧바로 지옥으로 간다. 지옥은 보석의 도시다. 이 얼마나 끔찍한 역설인가? 그러나 불 속에서 견디지 못하는 사람은 누구인가? 불이 없는 곳에는 빛도 없다. 불은 고통스럽고, 태우며, 우리의 시간을 마모시킬 것이다. 그러나 불은 또한 강함의 원천이다."[5]

> 마니푸라에 있을 때, 당신은 갈등이 없다. 왜냐하면 당신이 갈등 그 자체이기 때문이다…… 당신은 수천 조각으로 폭발될 수 있다. 그러나 당신은 여전히 당신 자신으로서 하나이다. 왜냐하면 마니푸라에는 판단할 기준점이 없으며, 서로 반대되는 쌍들 사이에는 아무것도 존재하지 않기 때문이다. 당신이 모든 것이기 때문에, 당신이 감정적일 때, 당신은 또한 그 감정과 상반되는 쌍이기도 하며, 이것이기도 하고 저것이기도 하다.[6]

또 융은 마니푸라에 대해 이렇게 말했다.

> 여기에 있는 불은…… 분리되고 모순된 것들이 함께 녹아 있기 때문에 치유력이 있다. 마니푸라는 물질들이 함께 섞이고 함께 녹는 용광로(연금술사들이 쓰는 큰 항아리)와 유사한 만남의 불이다.[7]

가 우리를 삼켜 버릴 수 있다…… 그러나 우리는 물에 빠뜨려짐으로써만 다시 태어날 수 있다. 오늘날에는 정신 분석이 마카라를 대신하는데, 무의식에 빠지는 것은 위험하지만 재생을 뜻하기도 한다."[2]

이 차크라는 무의식의 영역에 속하는 모든 것을 상징한다. 이제 무의식의 세계가 의식의 세계에 더해진 것이다. 융은 "두 번째 센터는 무의식의 모든 특성을 품고 있다. 물라다라를 벗어난 길은 우리를 무의식으로 인도한다."라고 하였다.[3] 그러나 어떤 의미로는, 무의식과 의식은 서로 보완하는 관계이므로 의식과 무의식 사이에 양극이 생긴다. "우리가 물라다라를 떠나 스와디스타나에 도달할 때, 우리가 의식의 세계에서 배웠던 확실한 그 무엇들은 이제 완전히 다른 가치를 가지게 된다. 우리를 의식의 세계에 있게 하고 우리를 붙잡았던 그 무엇은 무의식의 새로운 세계로 들어갈 때는 우리의 최대의 적이 될 것이다…… 세상에서 축복이었던 것은 그 무엇이든지 무의식에서는 적으로 변할 것이다."[4]

마니푸라(Manipura) – 태양신경총(제3) 차크라

마니푸라(마니=보석, 푸라=도시: 보석의 도시)

태양신경총 차크라의 원소는 불이다.

융은 말하기를 "마니푸라에서는 평소에는 우리에게 억압되어 있던 모든 악마적인 감정들이 속박에서 풀려난다. 세례를 받고 난 후, 우리는 곧바로 지옥으로 간다. 지옥은 보석의 도시다. 이 얼마나 끔찍한 역설인가? 그러나 불 속에서 견디지 못하는 사람은 누구인가? 불이 없는 곳에는 빛도 없다. 불은 고통스럽고, 태우며, 우리의 시간을 마모시킬 것이다. 그러나 불은 또한 강함의 원천이다."[5)]

> 마니푸라에 있을 때, 당신은 갈등이 없다. 왜냐하면 당신이 갈등 그 자체이기 때문이다…… 당신은 수천 조각으로 폭발될 수 있다. 그러나 당신은 여전히 당신 자신으로서 하나이다. 왜냐하면 마니푸라에는 판단할 기준점이 없으며, 서로 반대되는 쌍들 사이에는 아무것도 존재하지 않기 때문이다. 당신이 모든 것이기 때문에, 당신이 감정적일 때, 당신은 또한 그 감정과 상반되는 쌍이기도 하며, 이것이기도 하고 저것이기도 하다.[6)]

또 융은 마니푸라에 대해 이렇게 말했다.

> 여기에 있는 불은…… 분리되고 모순된 것들이 함께 녹아 있기 때문에 치유력이 있다. 마니푸라는 물질들이 함께 섞이고 함께 녹는 용광로(연금술사들이 쓰는 큰 항아리)와 유사한 만남의 불이다.[7)]

이것이 마니푸라 차크라의 정확한 의미다. 분리되어 있는 것은 통합된다. 상반되는 것들의 결합(conjunctio oppositorum)이 일어난다. 상반되는 것들이 통합된다.

아나하타(Anahata) – 가슴(제4) 차크라

아나하타(안-아하타＝패배하지 않는)

가슴의 원소는 공기이다.

융은 마니푸라와 아나하타의 차이를 다음과 같이 묘사한다. "마니푸라에서 우리는 오직 순수한 감정만을 가진다. 우리가 감정을 볼 수 있는 어떤 객관성이 없다. 우리는 자신의 감정에 아무런 통제를 가할 수가 없다. 우리가 감정 그 자체이다. 아나하타에서 우리는 '기분이 안 좋아.'라고 말할 수 있다. 그러나 마니푸라에서 우리는 우리가 결코 인정할 수 없는 불쾌한 기분 바로 그 자체가 된다. 아나하타에 있는 사람이 '아니야, 당신이 옳아!'라고 말할 수 있다는 것은 마니푸라와 아나하타의 차이를 나타내는 좋은 척도가 된다."[8] 융은 또 이렇게 말한다. "열정과 감정의 빛나는 중심에서 나와, 태양신경총으로부터 무엇인가가 대기의 왕국 속으로, 의식 속으로 떠오른다. 그것은 보다 높은 의식의 근원으로, 원래는 그 아래 불 속에 포함되어 있었지만, 공기와 같이 될 수 있어 위로 상승한다."9)

아나하타는 연금술의 알베도(albedo, 백화; 희게 됨)에 해당하는 것으로, 계곡 안의 폭풍우를 넘어선 상태를 말한다. 우리는 산 정상에 서서 이전에 우리를 난타했던 그런 감정과 투사를 견딜 수 있을 뿐만 아니라 더 높은 경지에서 그것들을 바라볼 수도 있다―au dessus de la melee. 폭풍은 격렬하지만 우리는 그 위에 설 수 있다.10)

그러나 융은 더 높은 상태에서 더 낮은 상태로 가라앉을 위험성에 대해 되풀이하며 강조한다. 융은 아나하타 영역이 피와 공기를 의미하는 심장과 폐의 영역이기 때문에 대기의 영역에 속한다고 한다. 그리고 그는 "횡격막 위의 모든 것은 새(bird)에 의해 상징화된다. 새는 더 높은 수준에 속하는 인격의 개념과 사고를 의미한다. 우리가 마니푸라로 내려올 때는, 낮은 단계로 내려옴으로써 활성화되는 것들의 자연스런 활동에 의해 더 높은 수준의 것들이 파괴되거나 적어도 심각하게 훼손된다."고 말한다.

사람들은 마니푸라에 속해 있을 때는 객관적으로 감정을 볼 수 없기에 상처 없이 살 수 있다. 그러나 아나하타에 속하는 모든 것은 마니푸라에서는 상처를 입게 된다. 왜냐하면 우리 내부는 선택적으로 낮은 상태를 유지하기 때문이다. 달리 말하면, 우리 내부에 있는 낮은 단계의 정신적 상태는 우리가 최근에 상승하여 있게 된, 더 높은 센터의 통제 아래에 있게 된다. 우리가 아나하타에 있을 때는 이 센터가 그 아래에 있는 모든 센터를 지배하게 되지만, 그보다 낮은 센터들은 여전히 살아 있는 것이다. 따라서 아나하타가 상처를 입거나 제거될 때, 우리는 참지 못할 고통을 겪는 것이 아니고, 아나하타에서 겪을 수 있는 정도만큼만 고통을 느낀다. 마니푸라에서 겪는 모든 고통까지 함께 느끼는 것이 아니다.[11]

비슈디(Vishuddhi) – 목구멍(제5) 차크라

비슈다=순수, **비슈디**=청결하게 하기. 비슈다와 비슈디 둘 다 사용된다. 나는 개인적으로 비슈디를 더 선호한다.

비슈디의 원소는 에테르다.

에테르는 물질이 정신으로 바뀔 때의 과도기적 원소다. 융은 "에테르는 물질이 아닌 물질이며, 개념이지만 틀림없는 물질이다."라고 말한다.[12] 에테르는 물질의 상승이다.

융에게 있어, 비슈디 차크라는 정신적 현실의 세계이다. "세상 현실에서 얻은 사실들이 아닌 정신적 경험이 비슈디에서는 실재하는 것이다. 예를 들면, 우리가 극복할 수 없는 것을 하도록 강요당하거나, 할 수 있는 것을 하지 못하게 저지당할 때, 우리는 비슈디에 있는 코끼리의 힘을 느끼게 될 것이다."[13] "이것은 정신이 실재하는 세계이며, 정신적 실재가 유일한 현실이며, 물질은 정신적 실재들을 둘러싼 얇은 껍질에 불과한 세계다."[14]

이것은 무엇을 의미하는가? 융에 따르면, 정신적 사실들은 물질적 세계와는 아무 관련이 없다. 예를 들면, 비슈디의 관점에서 볼 때, 우리가 사람이나 사물에 대해 느끼는 분노는 사람이나 사물과는 관련이 없고, 단지 분노 그 자체의 현상일 뿐이다. 예를 들면 "나는 화가 난다."는 순전히 주관적인 것이다. 내가 어떤 사람에게 화를 내고 있지만, 그 사람은 나의 분노를 전혀 알아채지 못한다. 다른 사람들도 혹은 분노 그 자체도 나를 화나게 할 수 없다. 나를 화나게 하는 것은 나 자신의 그림자이다. 융은 "우리는 정신적 사실들이 물질적 사실들과 아무런 관계가 없다는 것을 인정해야 한다…… 당신이 느끼는 분노라는 것은…… 외부의 어떤 사람에 의해 일어나는 것이 아니다…… 당신의 그림자가 다른 이에게 나타나 보이는 것뿐이다…… 당신의 가장 큰 적은 아마도 당신 내부에 있을 것이다."[15] 우리가 외부 세계에서 만나는 사람들은 우리 자신의 정신적 상태를 나타내 주는 대변자들이다. " '나는 항상 똑같은 C. G. 융 박사다.' 그러나 융에게서 분석을 받은 사람들은 융을 아주 다르게 생각하는데, 그것은 분석받은 사람이 그를 분석자로, 그리고 그들 자신을 피분석자로서 경험하기 때문이다."[16]

비슈디의 세계는 상징의 세계이다. 우리는 항상 상징으로 우리 자신과 마주치게 된다. 내가 상징으로 어둠을 만나게 될 때, 나는 나 자신 안의 어둠과 마주치게 되는 것이다. 내가 상징으로 빛을 만날 때, 나는 나 자신 안에서 빛을 만나게 되는 것이다. 내가 상징으로 신을 만날 때, 나는 나 자신 안에서 신을 만나는 것이다.

아갸나(Ajna) – 제3의 눈(제6) 차크라

아갸나=지시

융은 두 개의 가장 높은 차크라에 대해서는 거의 글을 남기지 않았다. 그는 그 두 차크라는 더 이상 우리의 평범한 수준의 경험에 속하지 않으며, 인간에 의해 쉽게 달성될 수 없는 것이라 믿었다.

아갸나 차크라에 관해 융은 "우리는 여기에 정신만이 존재한다는 것을 안다. 그러나 또 다른 정신, 우리의 정신적 현실에 반대되는 비자아의 현실, 자아라고 불릴 수 없는 것이 있다. 정신적인 것은 더 이상 우리 내부의 내용이 될 수 없지만, 우리가 그것의 내용이 된다."라고 말한다.[7]

아갸나는 '지시'를 의미한다. 제3의 눈은 내적 시야[8], 내적 지시와 관련이 있다. 그것은 더 이상 법이나 명령, 규율 따위와는 연관이 없다. 대신, 이런 내적 지시는 뭔가가 일어나게 하는 힘이다.[19] "당신은 그 힘이 요구하고 있는 그 이상으로 어떤 일을 하려고 생각하지도 않을 것이며, 그 힘은 또한 그것을 하도록 요구하지도 않는다. 왜냐하면 당신은 이미 그것을 하고 있으며, 우리가 그 힘이기 때문이다."[20]

아갸나는 신성한 의지와 하나가 되어 가는 인간의 의지이다. 융에게 아갸나는 총체적 의식의 상태이다. 이 의식은 자아 의식만이 아니라, 나무, 바위, 공기로 숨을 쉬는 것 등 모두를 포함하는 의식을 말한다. "당신 자체가 이 모든 것이다. 당신이 아닌 것은 아무것도 없다. 그런 끝없이 넓은 의식 속에서 당신은 동시에 모든 차크라를 경험한다. 왜냐하면 그것이 가장 높은 상태의 의식이기 때문이다. 만일 아갸나가 그 이전의 모든 경험을 포함하지 않는다면 그것은 가장 높은 상태일 수 없다."[21]

사하스라라(Sahasrara)−왕관(제7) 차크라

사하스라라=천 개의 꽃잎이 있는 연꽃

융은 사하스라라 차크라는 어떤 유형의 경험을 넘어선다고 말한다. 사하스라라에서는 오직 브라만만이 존재한다. 그것은 다른 하나가 존재하지 않는 하나이기 때문에 경험이 없다. 그것은 '두 개가 아닌' 것이며, 두 개가 아닌 모든 것이며, 양극성과는 관계가 없기 때문에 경험될 수 없다.[22] '존재'와 '존재하지 않음'의 결합은 이 세상에서는 가능하지 않다. 존재하지 않으면서 동시에 존재하는 것이 열반(nirvana)이라 불린다.

열반이란 무엇인가? 석가는 열반이 존재하는지에 대해 질문을 받았을 때 아무런 대답도 하지 않았다. 그는 열반이 존재하지 않는지에 대해 질문을 받았을 때도 역시 대답하지 않았다. 그것은 열반에 관한 모든 진술은 이원성을 전제로 하기 때문에 잘못되었다는 것을 표현한 것이다. 무언가에 이름을 부여함으로써, 우리는 그것을 다른 것과 차별화시킨다. 열반은 모든 것이며 동시에 아무것도 아니다. 그래서 우리의 유일한 선택은 그것에 관해 침묵하는 것이다.

요약하자면, 융은 차크라는 대부분 정신에 대한 설명이며, 정신의 다양한 상태와 가능성을 지칭한다고 말한다. 차크라는 우주적 관점에서 정신을 상징하며, 마치 모든 것을 다 내포하는 신성한 의식인 초월의식이 저 위쪽에서 정신을 전달하는 것처럼 보인다.[23]

차크라에 관한 융의 진술은 여기까지다. 차크라의 모든 '지나온 과정'과 '그 단계'에서, 우리는 개별화의 과정과 똑같이, 차크라의 과정이 수직 상승하지 않는다는 것을 명심해야 한다. 반대로, 우리는 상승할 때마다 뿌리 차크라에 굳게 닻을 내리고 남는 것이 중요하다. 우리가 도달한 단계는 우리와 항상 함께 있게 될 것이지만,[24] 우리는 이를 지키기 위해 반복해서 연습해야만 한다.

프란츠는 이 과정을 "분석 심리의 과정에서, 사람들은 얼마나 여러 번 반복해야 그 문제로부터 조금이나마 벗어날 수 있으며, 진실로 평화로움을 느끼면서 문제를 극복하고, 어느 정도 최악의 상태가 끝난 것처럼 보일까? 그러나 3주 후 그 문제는 우리가 아무것도 하지 않은 것처럼 다시 시작된다. 경험이 완전히 고착화되기 전, 드디어 그 과업이 정착될 때까지는 많은 반복이 요구된다."고 말한다.[25]

제2부

차크라 — 정의

차크라의 상징과 차크라의 길

쿤달리니 뱀은 차크라의 과정을 상징한다. 그 뱀은 어머니 같은 태초의 대지에서 졸고 있다가, 한번 깨어나면 각 차크라를 통과하여 치솟아 오른다. 쿤달리니는 영적 에너지로서 각 차크라를 채우면서 그들을 서로 연결시킨다. 하지만 뿌리 차크라는 쿤달리니 에너지의 근원 즉 그 바탕으로서의 역할을 여전히 계속한다. 쿤달리니를 통해서 모든 차크라는 뿌리 차크라의 힘의 한 부분을 받아 결과적으로 어머니인 대지와 연결된다. 그러므로 뿌리 차크라부터 왕관 차크라까지 이르는 쿤달리니의 길은 하늘과 대지의 결합, '어머니'와 '아버지'의 결합을 의미한다.

신화에서는, 쿤달리니의 길은 샥티와 쉬바의 결합으로 묘사된다. 샥티는 여성적인 쿤달리니 에너지다. 샥티는 뿌리 차크라에 자신의 센터를 가지며, 거기서부터 솟아오른다. 왕관 차크라에 자신의 센터를 가지고 있는 쉬바는 뿌리 차크라에서부터 그녀와 동행해 각각의 차크라를 통과해 간다. 뿌리 차크라에서도 쉬바와 샥티는 대지의 에너지와 천상의 에너지의 통합으로 함께 나타난다. (42페이지 그림 3을 보라.)

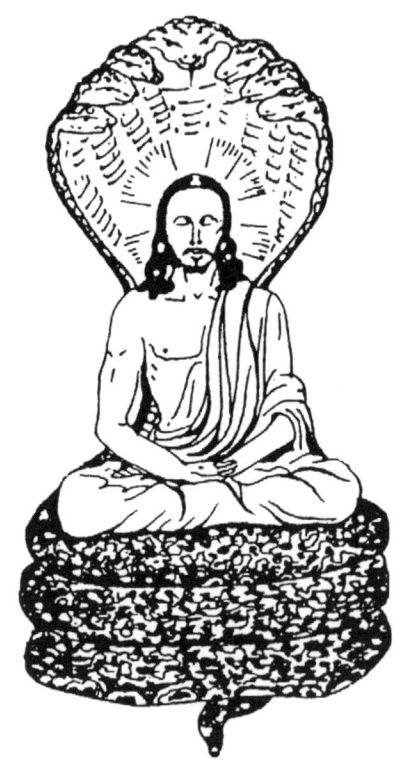

그림 3. **쿤달리니 에너지로 명상하고 있는 상징적 표현**
명상하는 사람은 에너지 위에 앉아 있다. 하지만 왕관 차크라 위, 머리를 보호하는 '두건'을 주시하라.

차크라와 쿤달리니 길

뿌리 차크라부터 왕관 차크라까지 이르는 쿤달리니 길은 중간 단계를 가지는데, 양극성 차크라부터 제3의 눈 차크라까지 다섯 단계가 있다. 쿤달리니는 뿌리 차크라와 왕관 차크라를 중간 단계의 경험들과 연결시킨다. 쿤달리니는 왕관 차크라에 도달할 때 일곱 개의 머리를 가지게 되며, 그 일곱 개의 머리는 뿌리 차크라로부터 왕관 차크라에 이르는 길에서 겪은 모든 차크라의 경험을 표현하고 있다. 결과적으로, 이 일곱 머리 쿤달리니의 정점은 그 길 전체를 상징한다('과정이 목표다.').

일곱 차크라

차크라는 개별화 과정을 위하여 우리의 몸이 자신의 고유한 기억을 회상하도록 돕는다. 이것은 매우 의미가 깊다. 우리의 몸은 끊임없이 우리에게 영혼의 발달 과정을 상기시킨다. 각각의 차크라를 볼 때, 우리는 개별화 과정의 한 단계로서 그것들을 경험한다. 차크라의 수는 무한하다. 가장 많게는 88,000개나 있다고 한다. 그러나 7개의 주요 차크라가 움직이기 시작하면, 다른 모든 차크라가 같이 따라 움직인다. 에너지는 차크라를 통하여 우주 또는 주변에 있는 세상으로부터 우리에게 흡수되는데, 이를 프라나(prana; 생명력, 기)라 한다. 그리고 프라나가 흐르는 경로들을 나디(nadi)라고 한다.

차크라를 볼 수 있는 사람들은 차크라가 에너지를 빨아들일 때, 그것은 깔때기처럼 회전하는 혈관 같은 구조[1]로 나타난다고 한다. 이들 빨아들여진 에너지는 몸으로 흘러들어 가서 생명을 불어넣는다. 그러나 우리는 우리를 에워싼 모든 에너지를 흡수하지는 않는다는 사실이 중요하다.

대기가 좋지 않은 환경과 장소들이 있다. 그럴 때 우리는 자신을 보호해야만 한다. 일반적으로 꽃은 추울 때는 닫히고 따뜻할 때는 열린다. 차크라는 꽃과 같이 자동적으로 열리고 닫힌다. 꽃은 햇빛을 흡수하고, 추위로부터 그들 스스로를 보호한다. 이와 비슷한 방식으로 차크라는 유익한 에너지는 받아들이고, 해로운 에너지로부터는 자신을 보호한다. 그러나 차크라를 다루는 적절한 방법이 대부분 잊혀져 버렸기에 오늘날 많은 사람들의 차크라가 막혀 버렸다. 지금 우리의 차크라는 열려서 부정적인 에너지를 포함하여 모든 것을 빨아들이거나, 아니면 아무것도, 심지어 긍정적인 에너지조차 들어오지 못하게 닫혀 있다. 차크라 명상을 통하여 우리는 차크라에 적절하게 접근하는 법을 배울 수 있다. 그러면 차크라는 다시 유연해질 수 있다. 차크라는 명상 후에 넓게 열린다는 것을 기억하라. 우리는 일상의 생활로 돌아가기 전에 차크라를 조화시켜야 한다. 이를 위한 여러 방법들이 여기에 있다.

차크라 조화시키기-전후 왕복 수련

이 수련은 서서 한다. 먼저, 양손의 끝을 몸에 닿지 않게 배 위에서 잡는다. 그 다음 두 손의 끝을 맞추어 몸 위로 올려서 머리 위쪽으로 쭉 뻗었다가 목덜미까지 내리는 수련을 계속한다. 적당한 때 손을 떼고 시작할 때의 자세로 돌아간다. 10-12회 정도 전후 왕복 수련을 반복한다. 상상으로 이 수련을 할 수도 있다.

집을 떠나 있을 때나 부정적인 영향들을 견제할 필요를 느낄 때 이 수련을 할 수도 있다. 그러면 차크라가 조화로워져서 적절하게 '작용'할 것이며, 오직 긍정적인 에너지만 흡수하고 부정적인 에너지는 차크라 스스로 막을 것이다.

차크라 조화시키기-십자 표시

성호(십자가의 표시)를 긋는 것도 차크라를 조화시킨다. 손을 머리에서부터 뿌리 차크라(물라다라)까지 내려서 십자가의 세로를 만든다. 될 수 있는 한 팔을 몸 가까이 하고, 그 상태로 몸을 움직이지 않는다. 손을 한쪽 어깨에서부터 다른 쪽 어깨까지 움직여 십자가의 가로 방향을 만든다. 종교에서 하는 관습처럼 오른쪽에서 왼쪽으로 하거나, 가톨릭에서 하는 관습처럼 왼쪽에서 오른쪽으로 해도 좋다. 그렇게 하는 동안, "당신은 왕국[머리]이고, 힘이며[뿌리 차크라], 영광이며[반대편 손을 한쪽 어깨], 언제까지나 영원하리라[반대편 손을 다른 쪽 어깨]. 아멘." 하고 마음속으로 말한다. 가슴에 손을 얹고 "아멘"이라고 말한다.

차크라 조화시키기-렘니스케이트(영원의 표시)

오른손을 태양신경총에 올려놓는다(배꼽 밑에. 몸 또는 옷으로부터 2인치 정도 떨어진 거리). 천천히 그리고 부드럽게 오른손을 오른쪽 어깨로 움직인다.

그런 다음 오른손을 머리 위에서 왼쪽 어깨로, 태양신경총을 가로질러 오른쪽 엉덩이까지 움직인다. 그런 다음, 부드럽게 원을 그리면서 왼쪽 엉덩이로 움직였다가 태양신경총으로 돌아온다. 여러 번 이 운동을 반복해도 좋다. 왼손으로 할 때는 먼저 왼손을 태양신경총으로부터 왼쪽 어깨까지 움직인다. 그리고 머리의 정수리를 넘어서 왼쪽 엉덩이, 그리고 오른쪽 엉덩이까지 부드럽게 원을 그리면서 태양신경총으로 돌아온다. 한 손을 다른 쪽 손 위에 얹고 양쪽 방향으로 움직여도 좋다(특히 두 손을 교차시키는 것은 강한 조화로움과 보호의 효과를 가진다). (47페이지 그림 4를 보라.)

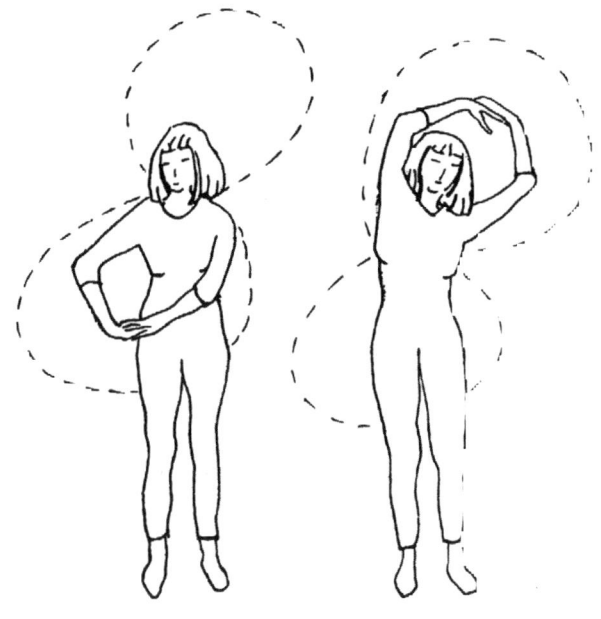

그림 4. 렘니스케이트(∞) 만들기

꽃잎

차크라의 상징들을 볼 때, 맨 먼저 주의를 끄는 것은 다양한 수의 꽃잎이다. 제1차크라의 상징에서, 우리는 4개의 꽃잎과 마주친다. 그 다음 제2차크라는 6개의 꽃잎을 가지고 있다. 제3차크라인 태양신경총 차크라는 10개의 꽃잎을, 그리고 그 다음 제4차크라는 12개의 꽃잎을 가지고 있다. 그래서 제1차크라와 제2차크라, 그리고 제3차크라와 제4차크라는 각각 꽃잎 두 개가 차이 난다. 한편, 제2차크라와

차크라의 상징과 차크라의 길   47

제3차크라, 그리고 제4차크라와 제5차크라는 꽃잎 4개가 차이 난다. 꽃잎이 두 개 차이 나는 차크라들은 서로 아주 가깝다.

두 개보다 적은 꽃잎 수의 합은 1이다(4+6=10=1). 수 1은 제1차크라의 수다. 그러므로 제1차크라는 1이 지배한다. 제1차크라는 활성화되어 제2차크라에서 완성된다. 제3차크라와 제4차크라 역시 같은 원리다. 여기에서 교차의 합은 4(10+12=22, 2+2=4)이다. 제3차크라는 제4차크라를 향해서 올라간다. 제4차크라는 제3차크라가 발달해 나가는 목표이다. 제5차크라의 16개 꽃잎은 교차 7(6+1=7)의 합이다. 이 차크라는 그 자체로 하나의 개체다. 제6차크라는 2개의 꽃잎인데, 남성과 여성의 단위로서, 또한 하나의 개체이다.

최상의 차크라로서, 천 개의 연꽃잎은 다시 한 번 숫자 1을 상징한다. 그러나 이 1은 뿌리 차크라인 제1차크라의 1처럼 더 이상 획일적이지 않고, 왕관 차크라에 모든 차크라를 포함하는 하나의 통일된 완전한 차크라가 된다.

뿌리 차크라
— 물라다라(제1 차크라)

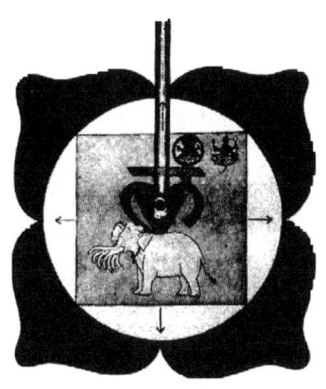

그림 5. **뿌리 차크라의 상징**

뿌리 차크라의 상징은 4개의 꽃잎이다. 각각의 꽃잎에는 산스크리트(Sanskrit) 문자가 있다. 이것들은 산스크리트 알파벳의 마지막 4개 문자이다. 산스크리트는 50개의 알파벳으로 되어 있는데, 뿌리 차크라부터 제3의 눈까지의 꽃잎에 산스크리트 마지막 문자부터 첫 문자까지가 쓰여 있다.

뿌리 차크라 상징의 중심부는 '지구'를 나타내는 표시인 라(LA)이다. 글자 위의 원은 옴(OM)을 상징한다. 옴은 모든 것을 포함하는 문자이다. 옴과 합해진 라(LA)를 '람(LAM)'이라 부른다. 서구인들은 산스크리트를 공부할 때, 산스크리트가 인도유럽어이기 때문에 많은 친근감을 느끼게 된다. 대부분의 유럽 언어는 산스크리트에 뿌리를 두고 있다.

쉬바는 둥근 옴의 안에 있고, 그의 오른쪽에는 샥티(Shakti)가 있다. 숫자 4는 뿌리 차크라에서 많이 강조된다. 네 개의 꽃잎과 네 개의 문자 그리고 네 면으로 된 정사각형에서 사각형이 상징하는 것은 지구이다(정사각형은 오로지 뿌리 차크라에만 나타난다). 숫자 4는 4개의 꽃잎에도 나타나는데, 원 안에 있는 화살표도 4개로 되어 있다(위쪽 화살은 나디 안에 있다). 코끼리의 4개의 다리와 마찬가지로 4는 우리에게 4방향, 4계절, 4원소, 그리고 정신의 4가지 기질을 생각나게 한다(이는 정신의 다양한 발달과 마찬가지로, 융 학파의 심리학적 유형 4×4를 가리킨다.)

정사각형은 하나의 원 안에서 통합된다. 이것은 지구가 모든 것을 포함하는 전체에 통합된다는 뜻이다. 린다 피얼츠(Linda Fierz)와 토니 볼페(Toney Wolffe) 그리고 융은 뿌리 차크라에 관하여 다음과 같이 기술했다.

> 뿌리 차크라인 물라다라는 심리학적으로 해석해서 우리의 의식이다. 그것은 자아와 모든 신성한 잠의 장소이다. 지구는 우리의 뿌리이다. 여기에 우리는 꿋꿋이 서 있다. 주위를 둘러볼 때, 우리는 거의 자신도 모르게 4방향으로 향한

다. 그것은 우리가 지구 만다라의 중심에 서 있기 때문이다. 우리가 물라다라에 관하여 말할 수 있는 모든 것은 세상에 적용된다. 우리가 환경에 적응하면서 이성적 사고를 통하여 아주 적게 도달할 수 있는 무의식의 어두운 곳까지. …… 물라다라에서 우리는 흥미롭거나 매혹적인 것에 잡혀 있거나, 아니면 충동과 맹목적인 본능에 사로잡힌 뭇 사람들과 꼭 같은 모습을 하고 있다. 다만 일요일 아침에 교회에 가거나 자연 속으로 들어갈 때, 우리는 어쩌면 그 다음 차크라의 징후에 압도될 수 있을 것이다. 이때 '잠자고 있는 아름다움'—자아가 아닌 자기—이 잠시 일어나 움직인다. 그때 우리는 다소 색다른 무엇인가를 하길 원한다. 그러나 물라다라의 세계는 우리가 분별이 있거나 혹은 동물처럼 분별이 없거나 간에 매우 평범한 장소이다.[1)]

물라다라에 있는 동물은 코끼리로 지구에 4개의 다리로 굳게 서 있다. 코끼리의 7개 코는 물라다라 차크라가 7개의 차크라 모두를 포함하고 있다는 것을 분명하게 해 준다. 모든 상승은 뿌리 차크라 안에 이미 잠재되어 있다. 2쌍인 4개의 화살들은 쿤달리니 에너지를 상징한다.

이 차크라의 중심을 보면, 아래로 향한 '여성성의' 역삼각형(여음상)을 볼 수 있다. 이 역삼각형 안에 있는 남성의 상징인 남근상을 쿤달리니가 세 번 반 감고 있다. 왕관 차크라에서 이미 언급했던 링감보다 더 높이 있는 백회는 쿤달리니의 모든 경로가 뿌리 차크라 안에 잠재되어 있다는 것을 나타낸다.

의식의 세계

뿌리 차크라는 쿤달리니 뱀이 있는 자리로, 모든 에너지가 담겨 있으나 이들은 아직 발달되지 않았다. 모든 무의식의 요소들은 여전히 자고 있다. 뿌리 차크라에 살아 있다는 것은 지금 여기에 살아 있다는 것을 의미하며, 매일의 삶을 진지하게 받아들인다는 것이다. 뿌리 차크라는 모든 차크라 명상의 출발점이다. 그곳은 우리가 살고 있는 현실이다. 뿌리 차크라에 살아 있다는 것은 우리가 사는 이 지구에서, 코끼리처럼 땅에 꿋꿋하게 서 있는 이곳에서 매일의 삶의 짐을 견디며 성실히 임무를 다한다는 것을 의미한다. 더구나 코끼리는 "길들여진 생명력의 상징으로, 상징주의에서는 대체로 말(馬)과 동등하게 다루어진다. 그것은 의식의 측면에서 의지력 즉 추진력을 의미한다."[2]

실제로 우리가 뿌리 차크라에서 의식의 세계로 다가간다는 것은 무엇을 의미할까? 프란츠는 정신을 하나의 원으로 비유했다.[3]

그림 6에서, 의식(A)은 밝은 원의 일부분이다. 그것은 스포트라이트에 의해 밝아진 것으로 보인다. 의식의 중심은 자아(ego)이다. 자기(Self)는 전체 인격의 중심으로, 무의식 영역(B)과 의식 영역(A)을 포함한다. 성서 용어로 표현하자면, 자기는 '우리 안에 있는 그리스도'

라고 말할 수 있다. 자기실현에서, 자아는 제7차크라에서 자기와 궁극적으로 융합할 때까지 아갸나 차크라(제3의 눈)에서 자기(Self)에 의해 더욱더 통제된다. 의식화의 절차란 자아와 자기를 잇는 축을 자극하는 것을 의미한다. 그러면 자기는 자아에 더 많은 영향력을 주기 위해 활동할 수 있다.

우리는 또한 54페이지 그림 7에서 의식과 무의식의 세계를 명확하게 묘사할 수 있다. 뿌리 차크라에서 우리는 단지 의식의 세계하고만 만난다. 이것은 삼각형의 위에 해당하는 것으로, 우리는 두 번째 양극성 차크라에서 무의식의 세계와 처음으로 조우하기 때문이다.

우리가 '오직' 의식의 세계에서만 살아가는 한, 우리는 그야말로 '무의식적'으로 사는 것이 된다. 이는 우리가 정신의 본질적인 영역을 모르고 있음을 의미하며, 이러한 사실은 가끔 프로이트 학파에서 언급하는 일상생활에서의 실수나 큰 실수들, 그리고 융의 심리학적 유형과

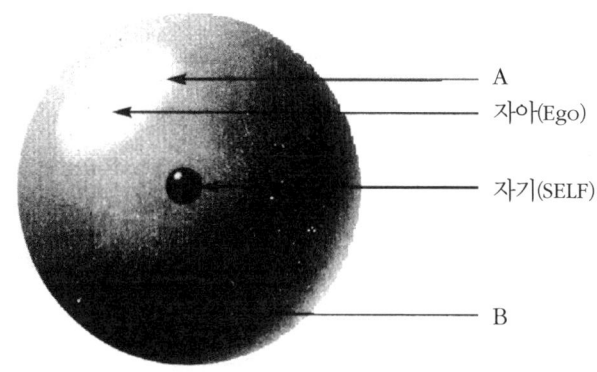

그림 6. 뿌리 차크라에 있는 의식(A)

같은 것을 통하여 우리의 표면적 삶의 안정이 깨뜨려진다.[4]

심리학적 유형

현실(뿌리 차크라)에서, 우리는 각자 자신의 방식으로 기능한다. 아주 오래 전부터 우리 모두는 서로 다르다는 것을 알고 있었다. 과거에도 사람들은 서로 다른 4개의 유형이 있다고 보았다. (55페이지 그림 8을 보라.)

융은 그 자신의 마음을 탐험하여 이 도식을 만들었다. 그림 9는 그의 이러한 분석을 보여 주고 있다.

그리고 융은 부가적으로 외향적인(바깥 세계를 향하는) 유형과 내향적인(내면 세계를 향하는) 유형도 구분하였다.[5]

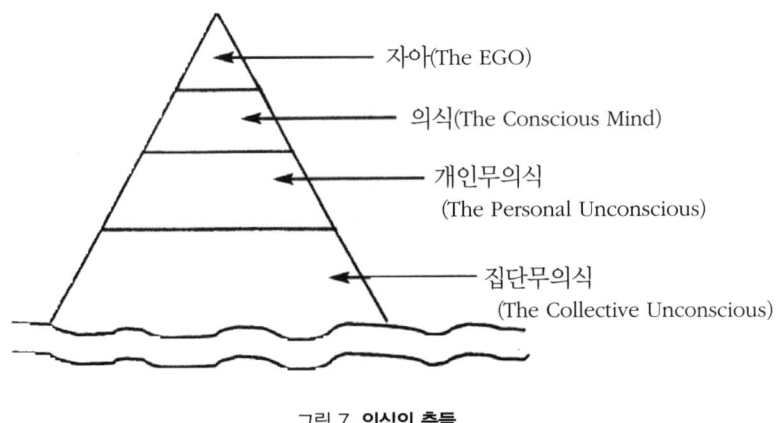

그림 7. **의식의 층들**

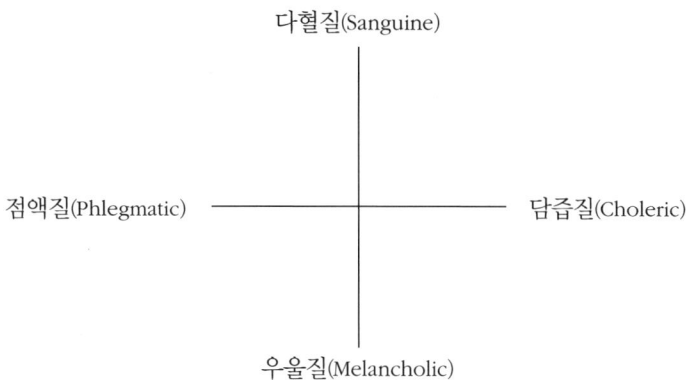

그림 8. **4가지 기본 심리학적 유형**

융에게 있어, 사고 기능과 감정 기능은 '판단' 기능이다. 사고 유형은 '무엇이 옳은 것인가?', '무엇이 틀린 것인가?'에 따라 판단한다. 감정 유형은 '무엇이 즐거운 것인가?', '무엇이 즐겁지 않은 것인

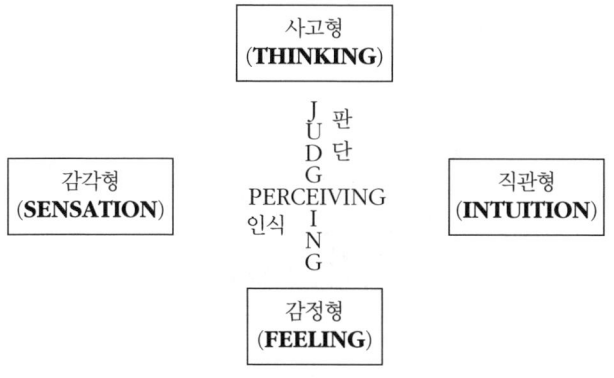

그림 9. **융의 심리학적 유형**

가?'에 따라 판단한다. 다른 두 기능, 즉 감각 기능과 직관 기능은 '거기에 무엇이 있는가?'로 간단히 이해되며, 판단하지 않는다. 감각 유형은 외부의 사실들을 지각하고, 직관은 내면의 사실들을 지각한다. 인간의 원형으로서, 예수는 모든 4유형을 통합한다.[6]

생의 전반기는 일반적으로 하나의 기능이 지배적으로 작용한다. 융은 이것을 '우월 기능'이라 부른다. 인간은 이 분명한 기능을 사용하여, 처음으로 그들 자신을 주장하는 것을 배운다. 융은 우월한 기능에 반대되는 기능을 '열등 기능'이라 이름 붙였다. 예를 들면, 감정은 사고 유형의 열등 기능이다. 순수한 사고 유형은 그들의 감정에 접근하는 것이 매우 어렵고, 순수한 감정 유형은 논리적인 사고에 어려움을 가지고 있다. (생의 후반기는 무시된 기능을 통합하는 데 초점을 맞춘다.)

사고 유형은 직관과 감각을 보조 기능으로 가진다. 이들은 열등 기능에 접근하는 데 사용될 수 있다. 사람들은 외향적이거나 내향적인

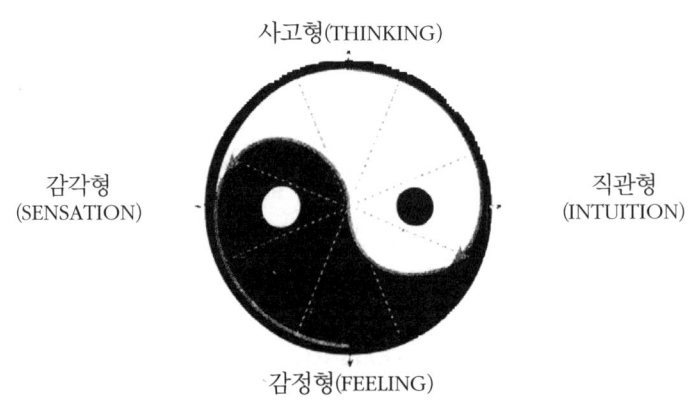

그림 10. **도(道)와 융의 심리학적 유형**

데, 주 기능과 보조 기능을 더하여, 융의 심리학적 유형은 16가지로 나누어진다. 예를 들면, 외향적인 사고 유형은 보조 기능으로 직관을 가질 수 있다.[7]

다양한 기능들이 서로 다른 기능으로 흐르는 것을 음과 양의 상징을 통해 아주 잘 나타낼 수 있는데, 이것은 밝은 영역은 의식의 영역이고, 어두운 곳은 무의식의 영역이기 때문이다. (56페이지 그림 10을 보라.)

융 학파의 심리학적 유형 외에, 독자들이 탐구할 수 있는 것으로 에니어그램을 포함한 여러 가지 심리학적 유형들이 있다.[8] 많은 사람들에게 자신의 개인 코스모그램(또는 점성학의 탄생 도표)은 많은 도움이 된다.[9]

페르소나

소위 말하는 페르소나도 역시 의식 세계의 일부이다. 융은 "페르소나란 적응 또는 편의를 위해 존재하게 되는 기능적 콤플렉스로서, 개성과는 아주 다른 의미를 가진다. 페르소나는 어느 면에서는 인격(personality)의 분리를 의미한다."[10]라고 한다. 융은 『융 전집』제6권에서 다음과 같이 말한다.

> '집 밖에서는 천사, 집 안에서는 악마'는 매일 매일의 경험
> 으로부터 생기는 성격(character) 즉 인격 분리의 전형적인

현상이다. 특정한 사회의 문화적 환경은 특정한 태도를 필요로 한다. 이러한 태도가 더 오래 유지될수록, 그리고 더 많이 요구될수록, 그것은 더욱 습관적이 된다. 교육받은 많은 사람들은 가정과 일이라는 완전히 다른 두 사회 문화 환경에 접근해야만 한다. 이들 완전히 다른 두 환경은 두 개의 완전히 다른 태도를 요구하는데, 페르소나는 어떤 태도를 취하는 순간, 자아의 인식 정도에 따라 성격을 복제한다. 사회에 대한 성격의 태도는 한편으로는 사회의 기대와 요구에 기울어지고, 다른 한편으로는 사회로부터 받는 혜택과 개인의 야망에 기운다.[11]

계속해서 그의 집 안에서의 성격은 일반적으로 안락과 편의를 추구하는 자신의 욕구를 채우는 쪽으로 더욱 굳어지는데, 그것은 공적인 삶에서는 극히 활동적이고 용기가 있으며 단호하고 의지가 강해 보이는 냉정한 사람이 집 안에서는 호인이고 부드러우며 온순하고 약해 보이는 이유이기도 하다. 따라서 어느 것이 진짜 성격이고 실제의 인격인가? 이러한 질문은 흔히 답하기가 불가능하다.

페르소나를 통해서, 나는 나 자신을 다른 사람들에게 보이고 싶은 모습으로 보이게 한다. 나의 경험에 의하면, 그것은 나 자신을 가능한 한 의식하지 않는 방법일 뿐만 아니라 나에게 유익하기도 한다.

페르소나의 개발에 있어서 두 가지 극단은 피해야 한다. 하나는 페르소나를 거부하고 주변 세계에 대한 고려 없이 모든 경우에 대해 자

기중심적으로 행동하는 것이고, 다른 하나는 페르소나('마스크')와 완전히 일치하는 것이다.[12)]

융은 뿌리 차크라 단계에 있는 여인의 그림(59페이지 그림 11을 보라)을 출판했다.[13)] 이 여인은 자신이 순결하고 결점이 없다고 느꼈으나, 맨 아래에 억압된 그림자의 영역이 있다. 이것이 전형적인 물라다라 상태인데, 무의식은 아직 잠자고 있고, 인간은 결점이 없는 인격이라는 환상 속에 그녀는 살고 있다. 의식의 전체 발달 과정에 대한 암시로서 무지개는 이미 존재하나, 그것은 그녀보다 훨씬 높이 있다. 그러나 그녀는 검은 물고기를 그 왼손에 쥐고 있는데, 융은 그것을 스와

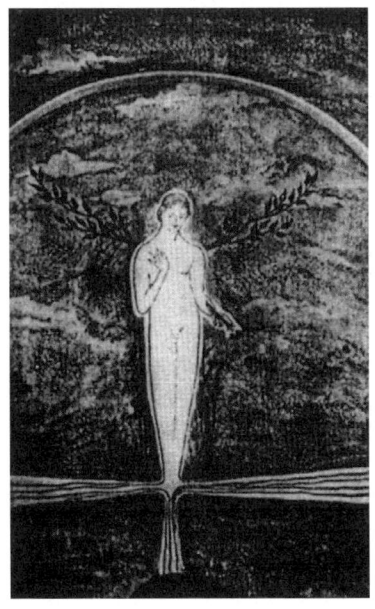

그림 11. **뿌리 차크라 단계에 있는 환자의 그림**

디스타나 차크라의 마카라(리바이어던)로 해석했다.[14] 따라서 그림에서, 여인은 자신의 개별화 과정을 보이고 있으며, 다음 차크라로 이제 막 넘어가려 함을 무의식적으로 나타내고 있는 것이다.

이어지는 차크라를 활성화시키는 수련과 책의 나머지 장들은 다음과 같은 목적을 가진다. 첫째, 이 수련을 할 때는 특정 차크라를 명상하면서 그 차크라의 심리학적 의미를 떠올린다. 예를 들어, 양극성 차크라 수련을 할 때는 정신의 양극성인 그림자를 상기하라. 더구나, 말을 하면서 수련을 하는 것은 몸과 마음 모두를 사용하는 것이 된다. "하늘에서처럼 땅에서도"라고 명상한다면, 이 주기도문에 연결되어 있는 제3의 눈을 느끼게 된다. 당신의 몸이 어떤 특정 차크라와 관계를 맺게 되면, 그것이 발달되도록 허용하라. 이것은 이 책의 후반부에 나오는 주기도문을 읊을 때 분명해진다.

뿌리 차크라를 발달시키기 위한 수련

- (손바닥을 아래로 향하고) 팔을 쭉 뻗고, 무릎을 구부린다. (그림 12를 보라.)

- 당신이 땅을 축복한다고 상상하라.

- 두 무릎을 굽히면서 생각하거나 말하라.

나는 땅이다.

나는 땅에 뿌리를 내리고 있다.

땅은 나를 지지한다.

땅은 나의 어머니다.

나는 땅으로 돌아갈 것이다.

- 일어설 때 이러한 생각을 하라.

나는 이 세상에 살고 있다.

나는 지금 이곳에 살고 있다.

나는 지금 내 앞에 놓여 있는 임무를
수행하고 있다.

나는 지금 소중히 여겨야 할 것에
신경을 쓰고 있다.

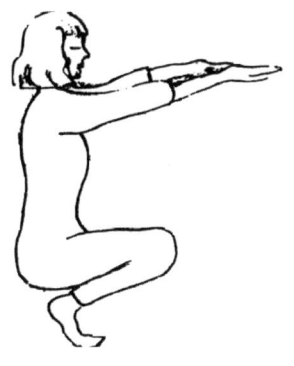

- 이 수련을 기분 좋은 느낌이 들 때까지 되풀이하라.

그림 12. **땅에 무릎이 닿도록 구부린다**

양극성 차크라
— 스와디스타나(제2 차크라)

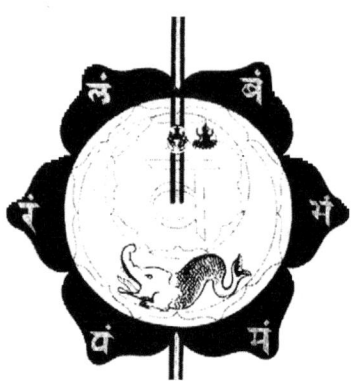

그림 13. **양극성 차크라의 상징**

스와디스타나는 '자기 자신의 생존 공간'이라는 의미이다(스와=나에게 속하는, 스탄=생존 공간). 이 차크라는 아직도 우리에게 속해 있는 어떤 것, 즉 무의식의 영역을 상징한다. 우리의 전체 인격은 의식의 세계뿐만 아니라 무의식의 세계도 포함한다. 나의 무의식에서 떠오른 것이 그 무엇이든 그것 역시 나에게 속하는 나의 특성이다. '나 자신의 생존 공간'이라는 것은, 그러므로 의식과 무의식의 영역인 원의 전체이다. (53페이지 그림 6을 보라.) 이것은 더 이상 원에서 밝은 면만을 가리키는 것이 아니다. 두 번째 차크라는 무의식의 영역도 포함한다. 의식의 세계(뿌리 차크라)에 무의식의 세계가 더해진다. 이것은 양극을 포함하기 때문에 양극성 차크라라고 부른다.

62페이지 그림 13은 6개의 꽃잎을 보여 준다. 꽃잎들 위에는 산스크리트 문자 6개가 적혀 있다. 그래서 4개의 꽃잎을 가진 뿌리 차크라보다 꽃잎 2개가 더 많다. 그러나 스와디스타나 차크라의 그림과 다음 마니푸라 차크라의 그림을 보면 꽃잎 4개가 차이 난다. 앞에서도 언급했듯이, 꽃잎이 두개 차이 나는 차크라는 꽃잎이 4개 차이 나는 차크라보다 서로 더 밀접하게 연관되어 있다. 뿌리 차크라와 양극성 차크라는 합쳐서 전체를 이루는데, 뿌리 차크라에 감추어진 무의식적 요소는 그 무엇이든지 양극성 차크라에 나타난다.

62페이지 그림 13에서, 무의식은 초승달로 상징되어 있다. 달은 태양의 극성이다. 성서 창세기에서도 "더 많은 빛(태양)이 낮을 지배할수록 더 적은 빛(달)이 밤을 지배할 것이다."라고 하였다(창세기 1:16).[1] 밤과 달은 무의식의 상징이다. 융이 제2 차크라는 무의식의 모든 특성을 보여 준다고 말할 때, 그 무의식은 의식을 보완하는 방식으로 행동한다는 것을 의미한다.[2] 즉 의식에서 큰 것은 무엇이든지 무의식에서는 작다는 것을 말한다. 의식에서 남성적인 것은 무의식에서는 여성적이다. 의식에서 고귀한 것은 무의식에서는 고귀하지 않다.

우리는 동화에서 흔히 반대쪽과 조우하게 된다. 작고 경멸받는 난쟁이가 현명한 사람으로 나오고, 크고 멋있는 거인이 바보로 나온다.

상황은 꿈에서도 비슷하다. 우리의 의식이 거부한 것을 꿈에서는 우리에게 속한 어떤 것으로 마주치게 한다. 이것은 그림 13에 나오는 바다 괴물 마카라(Makara)에도 적용될 수 있다. 성서에서 말하는 대로, 마카라 또는 리바이어던(Leviathan)은 심연을 삼켜 버리는 괴물의 이름이다. 융은 우리가 물라다라를 떠나 스와디스타나에 도달할 때, 지금까지 우리를 지지했던 힘들은 다른 모습을 갖추게 된다고 한다. 우리가 무의식으로 들어갈 때, 의식의 세계에서 우리를 지지하고 지탱하는 것이 그 무엇이든, 그것은 무의식에서는 최악의 적이 된다. 심연의 리바이어던은 지상의 코끼리와 같다. 그러나 지상에서 축복을 받는 것은 무의식에서는 저주가 된다. 마카라는 다시 한 번 코끼리의 측면을 가지나, 부정적인 측면을 가진다. 그래서 자신의 자녀를 사랑스럽게 돌보는 자상한 어머니라도 성인이 되면 분리시켜야 하는 파괴적인 어머니가 될 수 있다.[3] 우리는 동화 '헨젤과 그레텔'에서 마녀의 모습이 되어 삼키는 어머니를 만날 수 있다. 그 어머니는 처음에는 양육하고 사랑을 주는 여인이다가 뒤에는 파괴자가 된다. 융은 무의식을 관통하기 위해서 의식의 세계를 떠나는 사람들은 누구든지 자신과 대립하여 작용하는 코끼리(마카라의 형태)를 가진다고 한다.[4] 우리가 무의식으로 들어갈 때, 처음에는 괴물을 통과하는 것이 어렵지 않으나, 의식으로 되돌아가려고 할 때는 상황이 완전히 달라진다. 우리는 리바이어던의 열린 턱 안으로 걸어 들어가는 것이다. 그러므로 바다 괴물은 무의식에 포함되었다가 되돌아가려는 사람에게는 위험이 된다. 우리는 되돌아가는 것이 거의 불가능하다는 것을 발견하게 된다.

본문에서, 융은 '폴리필로(Poliphilo)의 꿈'이라는 중세의 이야기를 하고 있다. 한 수도사가 어둡고 낯선 숲 속(융은 이것을 무의식으로의 여행으로 해석한다)을 지나다가 길을 잃고 헤매었는데 늑대를 만났다. 수도사는 처음에는 무서웠으나 늑대가 이끄는 대로 우물로 갔다(융은 이것을 침례의 상징으로 보았다). 그는 우물에서 물을 마시고 여행을 계속했다. 그런데 갑자기 불편한 감정을 느꼈고 두려워졌다. 그는 되돌아가기를 원했다. 그런데 되돌아가려고 하는 순간 용(龍)이 길을 막아 되돌아갈 수가 없었다.

융은 이 용을 우리로 하여금 위대한 모험의 길을 계속하게 하는 쿤달리니로 해석했다. 그러면 우리의 질문은 "왜 내가 나 자신을 그런 모험에 몰아넣을까?"이다. 그렇지만 실제로 우리가 이 모험을 포기한다면, 우리의 생은 무의미한 것이 된다. 그것은 자신의 향기를 잃는 것이 된다. 미지의 길을 따라 생의 모험을 계속해 나가는 것은 생을 살 만한 가치가 있는 것으로 만든다. 쿤달리니는 우리를 앞으로 나아가게 만드는 신성한 충격이다.[5]

스와디스타나는 물의 성분과 관련이 있고, 중심의 글자는 물의 신성, 바루나(Varuna)를 나타내는 바(Va, Vam)이다. 하우어는 외부와 내부의 여덟 개 연꽃잎이 움직이는 물의 느낌을 만들어 낸다고 생각했다.[6] 우리는 여기에서 물이 어떻게 안팎으로 물결치는지 실제로 볼 수 있다.

물의 꿈은 자주 나타난다. 이들은 보통 양극성 차크라에 속하는 꿈이다. 우리가 고체의 꿈을 꾸면, 이들은 보통 물라다라의 꿈이다. 꿈을 통해 우리는 우리의 영혼이 속해 있는 차크라의 의미를 인식할 수 있다(경험에 의하면, 하위의 차크라가 상위의 차크라보다 더 자주 꿈에 나타난다). 융은 기독교에서의 침례는 물을 통과하는 것이라고 했다. 그는 라벤나(Ravenna)의 정통 교회의 침례 의식을 참고로 했는데, 거기에 있는 4개의 프레스코 그림 중에는 물에 잠기는 베드로의 프레스코 그림도 있다. 이는 물의 삼키는 부분을 의미한다.[7]

융은 오늘날 우리는 정신 분석을 통해 무의식에 들어갈 수 있으며, 정신 분석 후 재탄생을 경험할 수 있기 때문에 마카라(혹은 리바이어던) 대신 정신 분석을 받는다고 생각한다.[8] 정신 분석은 즐거운 산책은 아니지만 삶과 죽음에 관계된다.[9]

고대의 태양 신화는 침례와 양극성 차크라의 상징적 묘사이다. 낡은 태양은 서쪽의 바다에 잠겼다가 밤 바다를 여행한 후, 아침에 동쪽에서 다시 떠오른다. 그래서 삼켜지는 경험은 양극성 차크라의 일부이나 그것은 또한 재탄생을 의미하기도 한다.[10]

투사

뿌리 차크라에 의식되지 않은 채 그림자로 남아 있던 모든 양극성은 양극성 차크라에 나타난다. 그림자는 항상 무의식이며, 무의식이 아니면 그림자가 아니다.

결국, 그림자는 우리의 투사를 통해서 나타난다.[11] 투사는 우리가 그것을 통해 우리 자신을 알 수 있기 때문에 아주 중요한 기능이다. 따라서 우리가 투사를 즉각 차단하면서 "다른 사람에 대해 그렇게 추악한 생각을 하면 안 돼!"라고 말하지 않는 것이 중요하다. 우리는 투사를 해야 하고 또 실제로 하고 있다. 투사를 하지 않으면 우리는 자신에 대한 진정한 지식을 얻을 수 없게 된다. 때때로 우리는 같이 있음으로 해서 우리 자신을 더 잘 알 수 있게 하는 사람들을 귀찮게 생각할 수도 있다(또는 동경하든가!).

우리는 특히 투사에서 생생하게 자신의 그림자를 인식할 수 있다. 이것이 타인들에 대해 불평하는 사람들의 이야기를 듣는 것이 아주 유익한 이유이다. 그들이 그렇게 할 때, 우리는 마치 엑스레이(X-ray)를 보는 것처럼 분명하게 그들을 볼 수 있다. 그것은 그들이 진정한 그들 자신을 드러내는 것이다. 정치인들이 서로 모욕을 주고받을 때, 그림자는 아주 쉽게 포착된다. 그 무엇 때문에 타인에 대해 흥분했든(그리고 포함된 감정도 중요하다), 그것은 우리 자신의 그림자이다. 우리 내부에 존재하는 것은 그 무엇이든지 투사를 통해 드러나게 된다. 모자를 푹 눌러 써도 투사에서는 드러나게 된다. 그래서 우리는 우리의 페르소나에 어울리지 않는 특성을 보게 된다. 투사는 필요할 수 있지만 그만큼 위험하다. 우리가 투사를 거두어들이지 않으면, 장기적으로 우리에게 속하는 어떤 것을 타인에게 떠맡기게 될 것이다. 우리는 그것이 우리를 대단히 번거롭게 하기 때문에 타인에게 투사하는 것이다. 역사의 과정에서 발생한 모든 프로그램들은 투사의 결과였다.

그리고 우리가 인식하지 못하는 투사는 우리의 정신에서 방해받지 않고 그림자가 번창하는 것을 허용하는 결과를 가져온다. 그럴 경우 그림자는 발전하고 난폭해지는데, 그것은 정신의 발달에 아주 유해하며, 우리가 자신의 전체가 되는 것을 방해한다.

투사에 있어서 하나의 위험한 결과는, 투사를 할 때, 그들에게 보내는 투사물을 통해 타인을 소외시키는 것이다. 그러한 투사물의 위험은 구약 성서에 이미 얘기되고 있다. 시편에 말하기를 "그들의 혀는 날아가는 화살과 같다. 그들은 거짓을 말한다. 입으로는 이웃에게 평화를 말하지만, 마음으로는 숨어서 기다린다."(예레미야 9:8)

장 폴 사르트르(Jean-Paul Sartre)는 인간의 삶에 있어서 그러한 살인적인 투사에 대한 손상의 예로서 귀스타브 플로베르(Gustave Flaubert)를 인상적으로 묘사했다.

> 어린 귀스타브 플로베르는 알파벳을 익히는 데 어려움이 있었다. 어머니는 그의 형은 금방 읽고 쓸 수 있도록 가르칠 수 있었으나 귀스타브의 경우는 실패한 것이다. 얼마 지난 후, 그녀는 남편에게 귀스타브의 이러한 부분을 이야기해야겠다고 생각했다. 그의 아버지는 군인이었고, 이름이 아실 클레오파스 플로베르였으며, 루앙(Rouen) 병원의 고참 외과 의사였는데, 아내로부터 귀스타브에 대한 이야기를 듣고 기분이 아주 상했다. 그는 외과 의사의 빈틈없는 시각으로 둘째 아들을 바라보았다. 소년은 구석에서 엄

지손가락을 물어뜯으며 꿈꾸듯 앉아 있었다. 그의 판단은 냉정했다. 그는 아내에게 "우리 가족 중에 바보가 하나 있군!" 하고 말했다. 소년은 아버지의 이 말을 내면화했고, 그것은 일생 동안 그의 법칙이 되었다. 가족으로 볼 때 귀스타브는 큰 실패자였다. 그는 독립적인 삶을 영위할 수 없었다. 그는 어머니가 살아 있는 동안, 그녀의 보살핌이 필요한 사람으로 다루어졌다. 그의 아버지의 단 한 번의 판단에 의해, 전문인으로 활동할 수 있는 아들의 미래의 삶은 차단되었다. 귀스타브는 노이로제에 걸려 상상의 세계로 후퇴했다.[12]

그러나 이것은 그의 구원이었다. 막스 프리쉬(Max Frisch)는 안도라(Andorra)의 투사물을 통해 유사한 소외를 묘사했다.

양극성 차크라에서 마주치는 부정적인 측면의 반대편은 당연히 긍정적인 성격이다. 우리가 우리에게 속한 이러한 인격의 긍정적인 측면을 인식하지 못하면, 우리는 이것을 타인들에게 투사할 것이다.

긍정적인 투사에서, 우리는 긍정적으로 보는 우리 자신의 인격의 측면을 다른 사람들에게 투사한다. 부정적인 투사가 다른 사람을 악마로 만드는데 비해, 긍정적인 투사는 타인을 우상화하거나 이상화하게 한다. 긍정적인 투사는 우리 자신이 아직 인식하지 못한 우리 자신의 가능성을 구체화한다. 우리가 우리 자신의 내부에서 부정적인 측면을 인식하지 못하기 때문에 타인들에게 부정적인 그림자를 투사하는 것처럼, 우리는 우리 내부에서 인식하지 못한 긍정적인 측면을 타인의 반사를 통해서 인식하게 된다.

그러나 긍정적인 투사도 부정적인 투사만큼이나 위험할 수 있다. 우리가 '긍정적' 또는 '부정적'이라고 느끼는 것은 항상 우리 자신의 가치 체계와 관련이 있다. 어떤 사람은 부정적이라고 생각하는 것을 다른 사람은 긍정적이라고 생각할 수도 있고, 그 반대도 가능하다.[13] 개인이 다수에 의해 우상화되면, 투사는 그 개인에게로 간다. 이들 다수는 소외를 유발하여 그 개인을 자신과는 다른 무엇으로 만든다. 이것은 어린이들에게 특히 위험하다. 어린이들의 생의 초기에 어른들은 어린이들에게 긍정적인 성향을 투사하는 것이 일반적인데, 이는 어린이들을 어른인 자신들은 결코 이룰 수 없는 것을 이룰 수 있는 어떤 특별한 재능을 가진 아이로 보게 한다.

나는 40대의 한 남자를 기억한다. 이 남자의 아버지는 그에게 어떤 이유로 인해 자신이 이루지 못한 꿈인 기계공학자가 되기를 원했다. 결국 그는 기계공학자가 되었다. 그는 예술적 재능이 있었으며 예술가가 되기를 원했지만, 그의 아버지는 자신의 투사를 통해서 아들이 기계공학자가 되도록 실질적으로 강요했다. 그는 보수를 많이 받는 공장에서 일했지만 행복하진 않았다. 예술 작업을 하고 싶다는 그의 욕구는 그의 내면에 계속 살아 있었다. 그는 아버지가 죽고 난 직후, 직업을 포기하고 예술계로 뛰어들었다. 지금 그는 비록 돈은 전보다 적게 벌지만 새 직업에 만족하고 있다.

무의식과 그림자 측면의 내용은 투사에서뿐만 아니라 꿈에서도 나타난다. 예를 들면, 도로테아라는 이름의 45세 여성은 교회에서 능력 있는 일꾼이었다. 그녀는 보편적 가치를 가졌으며, 사람들에게 인기가 있었고, 자기 통제를 잘했다. 어느 날, 그녀는 어떤 개인적인 문제로 상담소에 가기로 했다. 정신 분석 후, 그녀는 자신이 단단한 나무로 된 십자가가 있는 교회의 제단 앞에 손도 없고, 발도 없고, 얼굴도 없이 꼼짝 않고 누워 있는 꿈을 꾸었다.[14]

그 꿈에 대한 얘기에서, 도로테아의 아버지는 권위적이고 편협한 사람이라는 것이 밝혀졌다. 그녀의 아버지는 명령과 금지 사항들이 많았고, 또 그것을 준수하는지 여부를 끈질기게 관찰하였다. 아주 작은 명령이라도 복종하지 않으면 심하게 벌을 주었다. 도로테아에게 하느님은 그녀의 아버지가 확대되어 나타난 것이었다. 하느님은—아버지와 같이—어떠한 작은 죄도 간과하지 않는 엄격한 관찰자였다. 이 꿈을 꾼 몇 달 후, 도로테아는 어렸을 때 어머니가 루드비히 베히슈타인(Ludwig Bechstein)이 쓴 『신은 어디에나』라는 특별한 동화를 반복해서 읽어 주던 것을 기억해 냈다.

이 동화책 속에서, 괴르겔이라는 어린 소년은 부모님이 집에 없을 때 배가 고파 무엇인가를 먹고 싶었다. 그는 어머니가 지하실에 보관해 둔 크림이 먹고 싶었다. "괴르겔은 지하실에 내려가 크림을 먹기 시작했다. 한참 핥으며 먹고 있을 때, 천둥이 크게 위에서 울렸고, 번개가 지하실 벽에 번쩍였다. 그리곤 갑자기 불이 켜진 것 같이 실내가 환해졌다. 지하실 모퉁이에 한 남자가 나타났다. 그는 괴르겔에게 다가와 반대편에 앉았다. 그 남자는 불타는 듯한 눈으로 계속 크림 단지에 눈길을 보냈는데, 괴르겔은 너무나 무서워서 더 이상 손가락을 움직일 수 없었다. 그래서 어린 소년은 그곳에 꼼짝 않고 서 있었다."라고 베히슈타인은 썼다. 이 상황은 도로테아의 동화책에 그림으로 그려져 있었다(72페이지 그림 14 참조).

　괴르겔의 부모가 돌아와 괴르겔을 찾다가 마침내 지하실에서 그를 발견했다. 그들이 지하실 문을 열었을 때, 괴르겔은 손에 크림 단지를 들고 굳은 채로 서 있었다. 그는 사람들의 소리를 듣고 엄마를 보자마자 깜짝 놀라 경련을 일으키며 울었다. 엄마는 그의 손에서 크림이 절반 정도 남은 통을 빼앗고 지하실 밖으로 데려가 호되게 때렸다. 이후 괴르겔은 일생 동안 단 것을 다시는 먹지 않았다. 나중에, 누군가 나쁜 일을 그에게 시키려 하면, "나는 그것을 하지 않을 거야. 당신과 함께 가지 않을 거야. 하느님은 어디에서나 나를 보고 있어. 하느님은 나와 함께 있어!"라고 항상 말했다. 그리고 그는 아주 바르고 품행이 좋은 사람이 되었다.

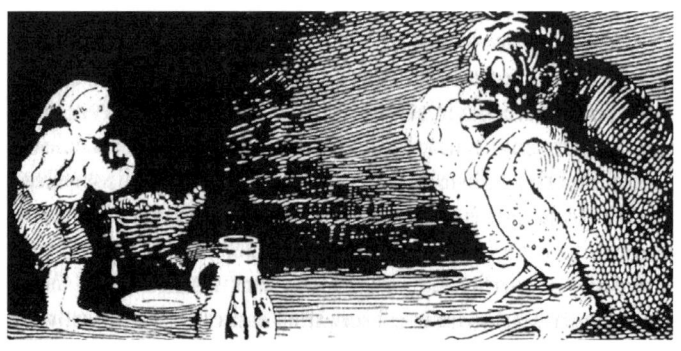

그림 14. **괴르겔이 하느님을 만나다**

도로테아는 꿈속에서 그녀의 아버지의 행동보다 훨씬 더 심한 동화 속의 '하느님'을 만났다. 괴르겔처럼, 도로테아는 개구리 신(frog god)같이 굳은 채 십자가가 있는 제단의 중앙에 딱딱하게 굳어 누워 있었다. 그 꿈은 하느님의 이미지가 그녀의 영혼에 어떻게 했는지를 보여 준다. 여기에서 도로테아는 모든 것을 보고 있는 하느님에 대한 두려움 때문에 외적으로는 '고결하고 품행이 바른' 여성이며, 교회에서는 성실한 헌신자이지만, 내적으로는 점점 더 마비되어 가서, 스스로는 아무것도 할 수 없다는 것을 느끼고 있는 것이다. 그녀는 손과 발이 없는 것처럼 독립적으로 행동할 수가 없고, 진실한 얼굴을 보일 수가 없다. 그녀는 얼굴 없이 누워 있는 것이다. 그녀는 분명한 신체적, 심리적 증상을 보이며 치료법을 찾고 있는 것이다. 도로테아의 꿈은 전형적인 양극성 차크라의 꿈이다. 그녀가 주일학교 교사로서 어린이들에게 죄를 용서하는 '사랑하는' 하느님에 대해 말하고 있는 동안, 꿈속에서 그녀는 무의식으로부터 정반대의 것, 즉 가장 작은 실수마저 무자비하게 처벌하는 무정한 '하느님'을 만나는 것이다.

양극성 차크라를 발달시키기 위한 수련

- 오른손을 가능한 한 높게 위로 뻗는다. 동시에 왼손을 가능한 한 낮게 아래로 뻗는다. 이렇게 하는 동안 다음과 같이 생각하거나 말한다. "나는 위와 아래로 뻗어 있다."

- 그 다음, 왼손을 위로 하고 오른손을 아래로 뻗어 "나는 오른쪽과 왼쪽으로 뻗어 있다."라고 생각하거나 말한다.

- 제대로 느낄 수 있을 만큼 자주 자세를 바꾸고, '밝음과 어두움, 낮과 밤, 영원과 순간, 물질과 영혼, 인생의 좌절과 즐거움' 등과 같은, 당신이 뻗을 수 있는 양극에 대해 계속 생각한다.

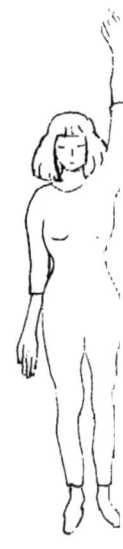

그림 15. **반대편으로 움직이기**

태양신경총 차크라
— 마니푸라(제3차크라)

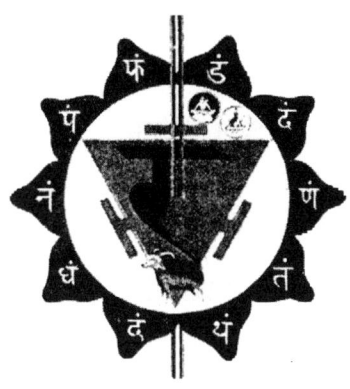

그림 16. **태양신경총 차크라의 상징**

이제 우리는 태양신경총 차크라인 마니푸라에 이른다. 마니푸라는 '보석의 도시'라는 의미이다. (마니=보석, 푸라=도시). 마니푸라는 우리의 몸에서 불의 센터에 해당한다. 인도인들의 관점에서 보면, 이것은 새롭게 창조하기 위해 모든 것을 파괴하는 쉬바 신의 불이다. 앞서 언급했듯이, "마니푸라에서는 열정, 성욕, 권력에 대한 의지, 그리고 평소에는 우리에게 억압되어 있던 모든 악마적인 감정들이 속박에서 풀려난다. 세례 후에, 우리는 바로 지옥으로 간다. 지옥은 보석의 도시다. 지독한 역설이다. 그러나 불 속에서 견디지 못하는 사람은 누구인가? 불이 없는 곳에는 빛 또한 없다."라고 융은 생각한다.[1]

태양신경총 차크라는 10개의 꽃잎을 갖고 있다. 그 위에 10개의 산스크리트 문자가 적혀 있다. 마니푸라는 양극성 차크라보다 4개 더 많은 꽃잎을 가지고 있으며, 가슴 차크라보다 2개 더 적은 꽃잎을 가지고 있다. 앞서 말했듯이, 꽃잎이 2개 차이 나는 차크라는 서로 가깝다. 양극성 차크라가 뿌리 차크라에서 발달하여 완성되는 것처럼, 태양신경총 차크라는 가슴 차크라에서 실현되는 것을 발견할 수 있다.

태양신경총 차크라의 그림(75페이지 그림 16) 가운데, 라(RA, RAM) 글자는 불을 의미한다. 마니푸라는 불의 센터이고 세 번째 차크라이다. 3은 움직임의 숫자이다. 가운데 있는 삼각형이 이것을 강조하고 있다. 움직임은 삼각형의 옆면에 있는 세 개의 T모양의 구조로도 표현된다. 그것들은 오른쪽에서 왼쪽으로, 왼쪽에서 오른쪽으로 이동할 수 있는 태양 바퀴를 상징한다. 다음은 50세인 한 깔끔한 남자의 꿈이다.

거리에서 나는 더러운 옷을 입고 우울한 표정을 한 지저분한 사람과 마주쳤다. 나는 그를 경멸하며 집으로 피해 갔다. 내가 겨우 내 뒤의 문을 닫았을 때, 집이 왼쪽에서 오른쪽으로, 오른쪽에서 왼쪽으로 계속 바뀌면서 돌았다. 마침내 도는 것이 멈추었을 때, 나는 창 밖을 조심스럽게 내다보았다. 집 문 앞에 그 더러운 남자가 서 있었다. 이제 그는 나의 얼굴 특징들을 갖고 있으며 더 이상 우울해 보이지 않았다.

융은 마니푸라 상징에 독창적인 의미를 부여하고 있다. 그는 세 개의 T는 삼각형 요리 냄비(그가 연금술의 냄비와 관련시키는) 손잡이처럼 보인다고 한다. "위는 음식이 피로 가열되어 식사가 준비되는 몸의 부엌인 것처럼, 마니푸라의 불은 부엌의 한 형태이다. 우리는 요리를 소화의 일부로 생각할 수 있다."[2]

마니푸라 차크라는 횡격막 아래 가장 마지막 차크라이다. 인도에서 횡격막은 지구의 표면에 비유된다. 횡격막 아래에 있는 차크라는 '낮은' 차크라로 여겨진다.

숫양은 마니푸라 차크라의 상징이다. 숫양은 불과 관련이 있다. 인도에서 숫양은 불의 신인 아그니(Agni)에 속한다. 점성학에서도 숫양(양자리)은 불을 상징한다. 구약 성서에서 양과 불은 희생적인 예배를 의미한다. 희생은 살기 위해 죽이는 것을 의미한다. 희생 동물(양은 자주 희생물이 된다)은 희생 의식을 행하는 이들이 살 수 있도록 죽는 것이다. 죽음은 삶의 전제 조건이라는 인식 아래, 대리 관념이 이 행동에 포함되어 있다. 이것이 마니푸라 차크라가 죽음과 부활을 포함하는 이유이다. 인도인의 해석에 따르면, 마니푸라 차크라에 대한 명상은 힘을 파괴하고 그 힘을 새롭게 창조해 내는 것을 의미한다.[3] 오른쪽에서 왼쪽으로 도는 태양의 바퀴는 '죽음으로 가는 것'을 의미한다. 태양 바퀴가 왼쪽에서 오른쪽으로 도는 것은 '살아나는 것'을 의미한다.

에너지 생산하기

에너지는 불의 센터인 마니푸라에서 만들어진다. 우리가 외부의 에너지를 다른 차크라들을 통해 흡수하는 동안, 태양신경총 차크라는 직접 에너지를 만든다. 티베트에서는 마니푸라 차크라를 많이 강조하며, 태양신경총 차크라에서 만들어진 에너지에 특별한 관심을 기울인다. 티베트 문서에 다음과 같은 수련이 기록되어 있다.

> 학생들이 벗은 채 연꽃 자세로 앉아 있다. 리넨 천이 차가운 물로 적셔진다. 학생들은 젖은 리넨 천을 몸에 두르고 그것을 몸에서 건조시켜야 한다. 젖은 리넨 천은 건조되자마자 다시 물로 적셔지고 몸에서 말려진다. 그 과정이 동틀 때까지 밤새 계속된다. 몸으로 리넨 천을 가장 많이 말린 학생이 그 대회에서 우승의 영예를 차지한다.

아레파라는 티베트인은 자신의 태양신경총에서 나오는 열기로 몸을 따뜻하게 하여 겨울 내내 동굴 속에서 보낸 적이 있다. 태양신경총의 열기가 생존을 가능하게 한 것이다. 우리는 또한 자율 훈련으로써 태양신경총 차크라 '데우기'를 경험할 수 있다. 만약 우리가 이마는 차갑고 태양신경총은 따뜻하다고 상상하면, 상상을 통해 마니푸라에서 열기가 실제로 뚜렷하게 만들어지는 것을 경험할 수 있다. 그리고 시각화(마음속으로 떠올리는 것)를 통해, 태양신경총에서 신체의 아픈

부분으로 에너지의 흐름을 향하게 하는 것도 가능하다. 이것은 치료를 도와 준다.

태양신경총 차크라는 감정의 자리다. 여기에서 자주 '뜨거워지는' 것들이 있다. 예를 들어, "화가 나서 열 받는다."라는 말이 있다. 사랑도 불처럼 뜨겁게 타오를 수 있다. 우리가 감정을 억누를 때, 그 감정들이 위를 상하게 하고, 또 여러 가지 건강상의 장애를 가져온다. 융은 다음과 같이 썼다.

> 여기서 불은 마니푸라 센터를 의미하는데, 물질이 함께 섞여 녹는 연금술 항아리의 개념과 같이 개별적이고 모순적인 것들이 함께 융합되고 녹기 때문에 치료 효과를 낸다.[4]

만약 의식이 에너지가 통과할 수 있도록 열리지 않으면, 무의식은 의식에 도달할 기회가 없다. 분리되어 있고 서로 반대되는 것들이 함께 융합되기 때문에 마니푸라의 불은 치료 효과가 있다. 이것이 개별화 과정에서 태양신경총 차크라의 실제적인 의미이다. 전에 분리되었던, 투사된 그림자가 자아와 합쳐진다. 상반되는 것들(Coniunctio oppositorum)의 합일이 일어나 정반대의 것들이 통합된다.

47세 여성에 대한 보고서에서 다음과 같은 예가 나타난다.

> 최근에 나는 이제는 오래되어 익숙해진 어떤 고통을 느꼈다. 어제는 위장에서 불이 타는 듯한 심한 통증을 느꼈다.

나는 모임에 갔고, 그 모임의 여자들에게 과민하게 반응했다. 나는 한나와 베아테가 함께 힘을 합쳐 나에게 반대한다고 생각했다.

에르나는 나에게 거리를 두어 분명하지 않다는 느낌이 들었는데, 그것은 나에게 반대하는 것으로 생각된다. 미스 콘래드는 자신을 합리화시키기에 바빴는데, 나에게는 그것이 공격하는 것으로 느껴진다. 나는 로레도 내 편이 아닐 거라 생각된다. 그리고 무엇보다도 내가 클럽의 저녁 모임에 분명히 나오지 않을 거라고 그들 모두가 생각하고 있다는 느낌이 든다. 그들 모두 내게 반대하고, 심지어 베르타와 수잔나도 내게 반대하는 말을 하는 것 같다.

내 속에 있는 불은 이제 너무 강해서 실제로 그것을 내 앞에서 볼 수 있다. 나는 불 위에 노란빛이 도는 금색 구리 주전자가 달린 것을 본다. 내가 바깥세상에서 나를 공격한다고 느끼는 모든 사람들이 이 주전자 안에 있다. 그들은 불 위의 주전자 속에 있다. 나는 이것이 끓고 있는 나의 내적 형상이라는 것을 인식한다. 자신을 정당화하는 미스 콘래드, 너무 서먹하고 무례하게 대하는 에르나, 아무것도 모른다고 주장하는 베아테, 그녀와 함께 소녀들처럼 뭉치는 한나, 너무나 불평을 많이 하는 베르타와 수잔나. 그렇다, 이들은 내가 잘 알고 있는 내 안의 형상들이다.[5]

투사를 거두기-상반되는 것들의 통합

태양신경총 차크라의 초점은 양극성 차크라에서 생긴 상반되는 것들의 통합이다. "나는 나의 그림자가 나에게 속한다는 것을 안다."고 말하는 것은 양극성 차크라의 경우가 아니다. 양극성 차크라에서 우리는 자신의 그림자를 인정하지 않고, 그것을 다른 사람에게 투사한다. 그리고 그림자를 투사함으로써 그 감정을 상대방에게 준다. 우리는 다른 사람에게 감정적으로 반응하는데, 이것은 매우 중요하다. 이것이 투사가 아주 중요한 이유이고, 빠뜨리거나 덮어 버릴 수 없는 이유이다. 결과적으로, 우리는 나중에 요리가 될 수 있도록 우리 내부에서 어떤 것을 데운다. 투사가 감정을 만들어 내기 때문에, 그것들은 더 이상 마음속에서만 일어나는 '일'은 아니다. ("그것이 바로 투사이다!") 반대로, 우리는 우리가 투사한 사람들에 대하여 혹평함으로써 화를 낸다. 양극성 차크라에서 감정적으로 겪게 되는 것만이 태양신경총 차크라에서 요리되고 처리된다.

태양신경총 차크라는 투사를 거두는 것과 관련되어 있으며, 그것은 반대편을 통합하는 것을 의미한다. 양극성은 일반적으로 '나쁜' 것이 아니라, 단지 일방적일 뿐이다. 그것을 집으로 가져옴으로써 우리는 양극성의 일방성으로부터 벗어난다. 그러면 그것은 자주 순금으로 변한다. 그렇게 함으로써 우리는 삶을 풍요롭게 하고 향상시킬 수 있다. 투사를 집으로 가져옴으로써, 그리고 타인을 부정적인 것으로 판단하는 우리 자신을 보고서 그 부정적인 판단들이 바로 우리 자신의 것이라는 인식을 하고 나서, 그것들을 통합시키는 것이다. 이것은 전체 중의 일부가 우리의 정신 속에서 실현되도록 해 준다. 우리 자신으로부터 이전에 분리되었던 것이 이제는 우리의 일부가 된 것이다. 이제 우리는 우리가 이전에 투사한 사람들에 대해 더욱 다정해진다. 우리가 이전에 다른 사람에게 있다고 생각하던 부정적인 특성들을 자신에게서 발견했을 때, 그리고 우리 자신이 아닌 다른 사람들에게만 있다고 생각했던 부정적인 특성들을 생각할 때, 우리는 더 이상 다른 사람들을 부정적으로 판단할 수 없다.

이것은 또한 긍정적인 투사에도 적용된다. 우리가 다른 사람을 존경하고 자신이 갖지 못한 다른 사람의 '긍정적인' 특성을 우리 자신에게서 발견할 때, 그것은 중요한 기능을 갖게 된다. 이전에 잠자고 있던 우리 내부의 것이 작용한다. 긍정적인 투사를 집으로 가져오는 것은 자신의 가치에 대한 지각을 강화하고, 다른 사람을 과대평가하는 것을 막게 한다.

투사가 거두어진다는 것은 전체(양극성)가 두 일방성(양극화되는 것)으로부터 생긴다는 것을 의미한다. 여기에 이 상황을 증명할 몇 가지 예가 있다. 어떤 이가 무모한 사람일 때, 그는 하는 일에 있어 자신감 없는 사람들을 비겁하다고 경멸할 가능성이 있다. 그는 그렇게 함으로써 다른 사람들에게 그의 비겁함을 전달하는 것이다. 그는 다리에서 번지 점프를 할지도 모르며, 다른 사람은 그렇게 하는 것을 두려워할지도 모른다. 그러면 무모한 사람은 번지 점프를 하지 못하는 사람에게 경멸감을 느끼고, 겁쟁이라고 경멸한다. 하지만 그는 근본적으로 자신의 겁 많음을 경멸하고 있는 것이다. 그리고 그것을 다른 사람에게 투사하고 있는 것이다. 누군가가 특히 대담할 때, 이 대담함은 보통 자신의 겁 많음에 대한 방어이며, 그 겁은 자신의 내부에 있다. 만약 그가 이 투사를 끌어내고 자기 내면의 겁 많음을 인식하면, '무모함'과 '겁 많음'의 두 양극은 미덕 곧 용감함이 된다. 예를 들어, 용감한 사람은 다른 사람을 구할 때 무모한 사람처럼 행동할 수도 있다. 그때 그는 일반적으로 하지 않는 일을 하는 것이다. '무모'의 관점에서 보면, 용기 있는 사람은 또한 '비겁하게' 될 수도 있다. 그가 불필요하게 자신을 위험에 빠뜨리는 것을 피할 때 용기는 두 가지의 대립을 모두 가지게 된다.

인색함의 경우도 이와 비슷하다. 인색한 사람이 일반적으로 낭비하는 사람을 경멸하고, 낭비하는 사람은 인색한 사람을 경멸한다. 그런데 왜 사람은 인색할까? 왜냐하면 그는 내면 깊숙이 자리 잡은 개인적 낭비를 두려워하고 있기 때문이다. 반대로, 낭비하는 사람은 자기 안에 있는 인색함과 싸운다. 낭비와 인색함이 조화를 이루면 그 결과는 돈에 대한 적절한 접근이 되며, 필요할 때 돈을 쓰게 되고 관대해진다. 그러면 돈을 현명하게 저축하고 쓸 수 있게 된다.

양극을 조절하는 것은 '가까움과 먼 거리감'을 포함하여 많은 것에 적용된다. 몇몇 사람들은 '가까움'을 너무 많이 표현한다. 그들은 앞마당이 없으면서 모든 사람을 맞이하길 원한다. 반면에 다른 사람들은 너무 먼 거리를 유지한다. 정반대의 것들을 조절하면, 가까움과 먼 거리감 사이에 적절한 관계가 이루어진다.[6]

더구나, 정반대의 것을 조절하는 것은 자신의 정신뿐만 아니라 주위 세계에 대해 진지하게 관심을 갖는 것을 의미한다(이들은 페르소나의 일방성에서 진지하게 다루어진다). 개별화는 집단주의와 개인주의 사이의 중간 지점이다. 집단의 요구와 권리, 그리고 개인의 요구와 권리가 진지하게 받아들여지며, 집단주의와 개인주의에서 표현되는 일방적인 상황을 피할 수 있다.

그림자 통합의 의미는 『융 전집』 제13권에 실린, 어느 환자가 그린 그림 17에서 명확하게 나타난다. 그녀는 첫 번째 그림에서처럼 어둠

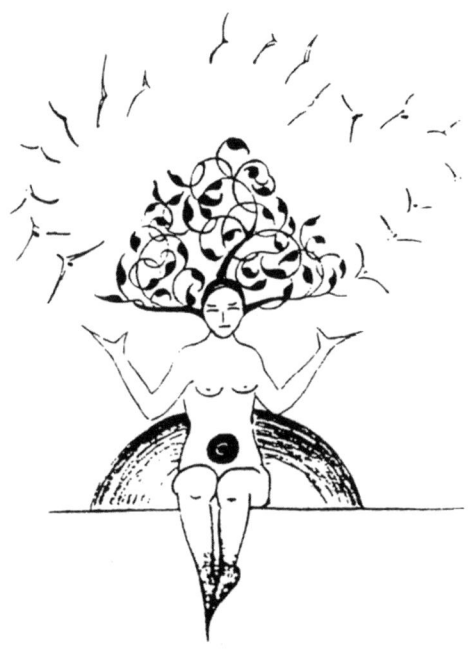

그림 17. **자기실현**

'위'의 밝은 빛 속에 더 이상 서 있지 않다.[7] 자기실현의 과정 동안에 그녀 안의 무엇인가가 변화했다.[8]

융은 변화를 설명한다. 지금 여자는 앉아 있다, 이것은 바로 무의식으로의 이동을 의미한다. 여자는 예전에는 위로 향하고 있었다. 여자의 발밑에 있던 검은 지구는 지금은 여자의 몸에서 검은 공으로 나타나 있다. 그리고 그 공은 마니푸라 주위에 있고, 위치는 태양신경총과 일치한다. 이것은 어두운 원동력 즉 그림자가 몸과 통합되었으며, 이제는 몸의 중심이 되었다는 것을 의미한다.[9] 많은 새들이 나무를 맴도는 것은 우리가 이미 가슴 차크라에 도착해 있음을 뜻하며, 가슴 차크라는 공기와 관련이 있으므로, 새들이 이를 나타낸다.[10] 앞서 여자에게서 나왔던 약한 가지들은 아주 많이 강해졌다. 전체가 되고자 하는 상징으로서의 무지개는 더 이상 여자의 위에 있지 않고 여자의 안에 있다. 이 여자는 자신의 투사를 거두고 자신 안에 있는 어두움을 발견하였다.

그러나 투사를 거두는 데에는 두 가지 한계가 있다. 먼저, 양적 한계이다. 우리는 모든 것을 통합할 수 없다. 우리는 마치 살인자의 그림자나 극단적인 자학적 그림자와 같은 부정적인 것들을 마치 거울에 비친 것처럼 (예를 들어 텔레비전이나 신문에서) 다른 사람들에게서 심상치 않게 볼 수 있다. 이러한 면들은 우리의 한 부분이란 것을 알지만, 우리는 이러한 것들을 페르소나에서 허용할 수가 없다. 이러한 것들과 살아갈 수는 없다.

그러나 만약 우리가 너무나 화가 나서 정말로 누구를 죽이고 싶다면 어떻게 해야 할까? 하나의 방법은 화를 편지로 쓰는 것이다. 그러나 이 편지는 보내지 않는다는 것이 중요하다. 모든 것을 쓰되, 보내지 않는 것이다. 우리는 또 벌써 죽은 이들(부모와 같은)에게도 편지를 보낼 수 있다. 모두 쓰고 나서는 태우는 것이 좋을 듯 싶다. 불은 변화할 수 있는 힘을 가지고 있다. 이런 방법으로 우리는 살인자의 그림자와 자학적 그림자를 진지하게 대하되 그것과 함께 살지 않아도 된다.

두 번째 한계는, 투사의 통합을 위해서는 강한 자아가 필요하다는 것이다. 약한 자아를 가진 사람들은 당연히 자신들을 이미 나쁘다거나 쓸모없는 존재로 느끼고 있기 때문에, 그림자나 그림자의 통합에 관한 많은 지식으로부터 자신을 보호할 것이다. 그들이 감당할 수 없는 어떤 부담을 가질 때, 그들은 정신적 문제를 일으킬 수 있다. 융은 우리의 의식적 마음을 무의식의 바다에 떠 있는 배와 비교한다. 사람들은 이 배에 앉아 낚시를 한다. 융은 배 위의 사람들은 배가 실을 수 있는 능력 이상으로 고기를 (여기서 고기는 무의식의 바다에서 왔으므로 무의식적인 것들을 말한다) 낚으면 안 된다고 한다. 그러면 배가 가라앉기 때문이다.[11] 이것은 아주 중요한 사실이다. 고기를 낚고 안 낚고가 중요한 것이 아니라, 배가 실을 수 있는 만큼만 낚시를 하는 것이 중요하다. 사람들은 그들이 수용할 수 있는 것보다 더 많은 부정적 인격의 측면들을 강제로 통합시킬 때, 그들은 '가라앉아' 심하게 병들 수 있다.

약한 자아를 가진 사람들은 긍정적 투사를 통합할 때는 과장을 조심해야 하는데, 이것 역시 위험하다. 이럴 때 사람들은 투사 대상을 우상시하거나 자신과 동일시하고, 그들을 신이나 여신으로 여길 수도 있다.

비현실적인 사람들은 그들이 땅에 뿌리를 내리게 잡아 줄 적절한 안전 장치가 필요하다. 사도 바울은 "내가 과대한 높임을 받지 않도록 내 육체에 가시가 있다."고 말하였다.12) 큰 임무를 가지고 있던 사도 베드로도 그의 생애에 검은 얼룩이라고 할 수 있는 그러한 가시가 있었다. 그는 예수를 부인하였다. 이것은 그의 전 생애를 따라다녔다. 오늘날까지도 그는 예수를 부인한 베드로이다. 부인(denial)은 그에게 중요했다. 왜냐하면 부인은 그가 베드로가 되게 한 유일한 길이었기 때문이다. 예수를 부인함으로써 베드로는 그 같은 인물이 되었으므로, 베드로에게는 부인한 것이 중요하다.13) 그는 안전 장치가 필요하였다. 반면에, 열등감을 가지고 있는 사람들은 적당한 자존감이 필요하다. 이 모두가 마니푸라 과정의 한 부분이다.

결론적으로, 융이 아니마와 아니무스라 불렀던 반대 성의 통합도 태양신경총의 한 부분이다. 우리는 억제된 반대의 성을 그 반대 성의 긍정적 혹은 부정적인 모습으로 꿈에 만난다. 이런 식으로 반대의 성이 통합된다. 아니마가 억압될 때, 남자들이 아니마에 사로잡혔다고 한다. 이때 남자들은 과민하고 우울하고 감정적으로 되며, 꼭 조증 환자처럼 생각 없이 행동한다.14) 남자와 여자에게는 아니마뿐만 아니라 아니무스도 있지만, 분석 심리학의 보다 최근 연구에 의하면, 우리가 반대 성을 말할 때, 아니마는 남자 그리고 아니무스는 여자를 말한다.

아니마에 대하여, 융은 남성의 발달에 따라 4단계로 구분한다. 이

브와 같은 순수하게 생물학적으로 관련이 되는 형상인 신화적인 단계, 괴테의 파우스트에 나오는 헬레나 같은 로맨틱한 이국적 형상의 단계, 성모 마리아처럼 영적인 형상의 단계, 그리고 끝으로 지혜의 여신인 소피아 같은 상징적인 단계이다.[15] 프란츠는 여자의 아니무스도 비슷한 방법으로 4단계로 구분한다. 육체적인 힘의 구현자(경기자), 그 다음은 주도권과 모험성을 소유한 자(연구원, 발명가, 물리학자), 그 다음은 '말씀'이 되고(교수, 의사, 성직자), 그리고 마지막 구현은 의미, 내적 명상, 종교적 경험이며, 우상화된 구루 또는 영혼의 인도자가 될지도 모른다.[16]

마니푸라는 개별화 과정에서 특별한 역할을 하는 차크라이다. 마니푸라는 드디어 가장 낮은 지점을 지나, 새로운 어떤 것이 나타나기까지 끊임없이 위와 아래, 앞과 뒤를 오고가는 긴 과정이라고 말할 수 있다.

태양신경총 차크라를 발달시키기 위한 수련

- "나는 왼쪽과 오른쪽, 위와 아래, 영적인 것과 물질적인 것, 천국과 지상, 여성성과 남성성, 그리고 안과 밖을 연결한다."라고 생각하거나 말을 하면서 두 팔을 왼쪽, 오른쪽으로 흔든다.

- 이 수련을 충분하다고 느낄 때까지 되풀이하라.

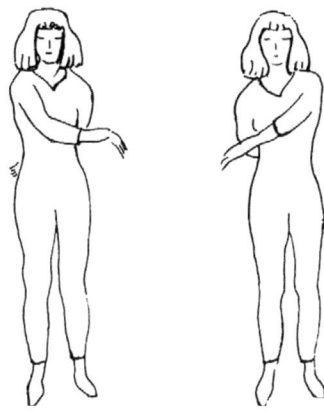

그림 18. **반대편을 연결하기**

가슴 차크라
— 아나하타(제4차크라)

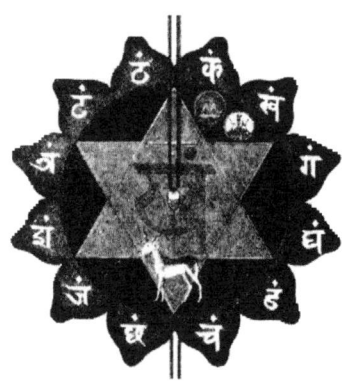

그림 19. **가슴 차크라의 상징**

　가슴 차크라의 산스크리트 이름은 아나하타(Anahata)이다. 아나하타의 뜻은 '불패'다. 한 번 더 우리는 유럽의 언어와 산스크리트의 공통점을 볼 수 있다. 예를 들면, 안(an : 아닌)-알파벳은 알파벳의 반대로 글자가 아닌 것(a nun-alphabet)을 뜻한다. 그와 같이 안-아하타(An-ahata)는 패한 것의 반대로 불패라는 뜻을 가지고 있다. 인도인에 의하면, 이 차크라는 외부의 영향(참패)으로 진동이 일어나지 않는다.

이 진동은 근원적인 진동이다. 인도인의 시각에 따르면, 이 진동은 태어나지도, 죽지도 않는 영원한 진동인 신으로부터 나온다.[1] 이 '신성한 진동'은 에너지이며, 이 에너지는 물질이 만들어지는 원소들의 입자로서 물질 자체를 나타낸다. 우리는 이 신성한 진동을 창세기에 나오는 "그리고 하나님이 말씀하시기를 빛이 있어라 하였더니, 빛이 있었다."(창세기 1:3)의 최초의 빛과 비교할 수 있다. 그런데 이 최초의 빛은 4일에 만들어진 천체의 빛과는 전혀 관련이 없다. 대신, 이 최초의 빛은 우리가 꿈에서 자주 보는 빛이다. 모든 세상이 어두워지고 눈을 감았을 때조차도 우리는 꿈속에서 모든 것을 낮처럼 밝게 본다. 이것이 최초의 빛인 내부의 빛이다.

융은 가슴 차크라에서 자기(Self)의 첫 섬광이 일어난다고 한다. 그래서 우리는 전적으로 물질적, 표면적인 세상을 나와 신비의 세계로 들어간다. 새로운 것이 일어난다. 태양신경총 차크라와 가슴 차크라 사이에 또 다른 작은 차크라가 있다는 것은 눈여겨볼 만하다. (90페이지 그림 19의 가슴 차크라 아래). 이 작은 차크라는 7가지 주요 차크라가 아닌 하나의 보너스다.

이것이 바로 '소망의 나무'다. 그 순서는 다음과 같다. 우리가 처음의 세 가지 차크라를 체험했을 때, 즉 뿌리 차크라에서 일상생활의 현실성을 진지하게 반복한 후, 양극성 차크라에서 그림자를 만나고 투사하고, 마니푸라(활성적인 양극성은 일방향성의 극으로부터 창조된다)에서 투사를 거두어들이고 양극성이 통합되었을 때, 우리의 가슴은 욕망이 충족되어 더 이상 소망이 그림자에 영향을 받지 않는다.

산스크리트 해석은 이렇다. "신성한 소망의 나무는 그 누구의 상상보다 더 많은 소망을 준다." 여기에는 밝혀진 깊은 지혜가 있다. 가슴에서 나오는 소망은 우리의 의식적인 마음이 바라는 소망과는 다르다. 우리는 마니푸라를 통해서 갈 때만이 우리 가슴의 소망들이 전부 빛이 된다. 마니푸라 전 단계에서는, 우리의 가슴에서 나오는 소망들이 자아의 소망과 투사 아래 묻혀 있었다. 그러므로 지금까지 우리가 진정 무엇을 원했는지조차도 알 수 없었다. 마음의 소망들은 그것들이 우리의 실제 소망들이 아니었으므로 우리를 충족시키지 못한다. 가슴의 소망들은 반대되는 양극성이 없을 때만 일어날 수 있다. 통합되지 않은 양극성은 우리가 실제적으로 원하는 것을 억제한다. 시편에서도 "여호와를 기뻐하라. 그가 네 가슴의 소원을 이루어 주시리라."(시편 37:4)고 말하고 있다.

아나하타 차크라의 상징에서 열두 개의 꽃잎을 볼 수 있다. 이것은 마니푸라보다 두 개가 더 많다. 가슴 차크라의 평화는 태양신경총 차크라의 움직임의 목표이므로, 마니푸라와 아나하타는 한 쌍이다. 아나하타의 열두 개의 꽃잎은 '평안'을 상징하는데, 그것은 정적인 것이 아니라 동적인 고요다. 열둘은 4×3으로, 휴식(4)과 운동(3)이 함께한다. 그래서 가슴 차크라는 휴식이기도 하고 운동이기도 하다. 가슴 차크라의 상징은 여섯 광선의 별로 표현된다. 이 별은 흔히 다윗의 별이라 불린다. 하지만 이 별은 다윗과는 아무 관련이 없다. 14세기 유대교에서 한 보헤미아의 유대인 비석에 처음 사용되었다. 그러나 이 별 자체의 상징은 유대교에서 나온 것이 아니다. 이 별은 아주 오래된 차크라의 상징이다. 이 별은 또 알라만어(Alemannian) 문장의 상징으로도 나타난다. 결론적으로, 다윗의 별은 인간을 상징하는 심오한 뜻을 가지고 있다.

여섯 개의 광선으로 된 이 별은 남성성의 삼각형과 여성성의 삼각형으로 되어 있다. 남성성의 삼각형은 위를 가리킨다. (이것은 차크라의 상징에 나오는 유일한 남성성의 삼각형이다.) 여성성의 삼각형은 아래를 가리킨다. 아래와 위가 여기에서 합쳐진다. 이것은 '위에서' '아래로', 또 '아래에서' '위로' 움직이는 역동성이다. 아래에서 위로 가는 움직임은 차크라로 보면 의식의 단계에서 무의식의 단계로 관통하는 것으로, 이렇게 해서 의식과 무의식의 통합이 이루어질 수 있다. 별은 동시에 휴식과 운동이다. 운동은 두 개의 삼각형으로 표현되어 있으나, 별은 전체로서 휴식을 나타낸다. 도마 복음서에 의하면 하나님은 운동과 휴식으로 묘사되어 있다.[2] 그러므로 여섯 광선의 별은 평화를 상징하며, 역동적인 휴식의 성질을 띤다.[3]

아나하타 그림 중앙에 나와 있는 문자는 얌(yam)으로, 그 뜻은 '공기'이다. "우리와는 완전히 다른, 자기(Self)의 섬광이 가슴 차크라에서 일어난다. 자아(Ego)는 자기의 작은 부속물이다. 자아는 항상 뿌리 차크라에 머문다."라고 융은 말한다. 의식의 중심으로서 자아는 의식에 고착되어 있다. 그러나 네 번째 차크라로 오를 때, 자아는 갑자기 자기를 발견한다. "자기가 우리를 인도할 때, 우리는 이방인과 같다."[4] 이것은 우리가 여기에서 뭔가 다름을, 뭔가 친근하지 않음을 느낀다는 것을 의미하며, 의식과 무의식이 서로 연결됨을 의미한다.

가슴 차크라의 동물은 영양(antelope)이다. 영양은 지구와 관련이 있으며, 공기를 상징한다. 영양 떼가 달릴 때, 그것은 거의 날아가는 것이나 마찬가지다. 영양은 2미터 높이까지 뛰어올라 6미터까지 뛸 수 있다. 영양은 실제로 공기의 동물이나, 항상 지구로 도로 내려와야 한다. 그러므로 영양은 아래와 위를 연결하는 상징이 된다. 그것은 영양의 위쪽을 가리키는 뿔과 아래쪽을 가리키는 발굽에서 다시 반복된다. 우리가 얼마나 높이 차크라의 사다리를 올라가는지는 문제가 되지 않는다. 우리들의 발이 땅 아래에 닿는 것을 잊지 않는 것이 중요하다.

이 내용은 심리학적으로 무엇을 의미하는가? 융은 우리가 앞뒤로 움직인다고 했다. 우리가 마니푸라로 이동하면, 거기엔 더 이상의 감정과의 일체감이 없지만, 감정은 실제적으로 위에서 관찰된다. 아나하타에서는 우리가 감정을 가지며, 마니푸라에서는 우리가 감정이다.[5] 융의 의견에 의하면, 원시인들은 마니푸라 단계에 산다. 이것이 그들이 종교적 의식을 필요로 하는 까닭이다. 종교적 의식은 감정을 둔화시켜 살인이나 죽음으로 가는 것을 가로막는다. 세계의 어느 지역에서는 이런 종교적 의식이 더 이상 존재하지 않고, 아나하타로 향하는 발달이 더 이상 이루어지지 않고 있으며, 이로 인해 오늘날 전쟁이 끊이지 않고 이어진다. 우리에게 속하는 마니푸라의 감정들을 받아들이고 역동적인 양극성으로 통합하면, 우리는 마니푸라 위로 상승하여 아나하타로 갈 수 있다. 마니푸라의 골짜기에서 부는 폭풍은 여전히 있을지라도, 우리는 폭풍 위의 아나하타에 있게 되는 것이다.

태양신경총 차크라에서 가슴 차크라로 변형하는 한 예가 나의 책 『주기도문』에 있다.[6] 나는 거기에서, 마니푸라의 긴 단계의 끝에 이르러, 해안에서 멀지 않은 바다에서 수영을 하고 있는 남자의 꿈에 대해 말했다. 그 남자는 갑자기 앞에서 크고 검은 동물이 긴 촉수로 그를 잡으려 하는 것을 본다. 그는 뒤쪽으로 수영을 하여 이 동물로부터 도망치기 위하여, 손으로 파도를 헤친다. 조금 후, 그가 위를 쳐다보니 그 위협적인 동물이 놀랍게도 만다라로 바뀌어 있었다. 만다라는 천천히, 조용히, 아주 엄숙하게 그를 향하여 헤엄쳐 왔다.

즐거운 경탄과 신비함이 그를 통해 흘렀다. 만다라의 형태가 너무나도 뚜렷해서 그는 그것을 아주 정확하게 볼 수 있었으며, 또 그릴 수도 있었다. 이 꿈을 근거로 하여, 이 남자는 그의 삶의 불행과 위협도 전체가 되기 위한 과정에 궁극적으로 공헌한다는 것을 깨달았다.

가슴 차크라에서 경험한 '전체성'은 마니푸라에서 일어난 과정의 결과이다. 이것은 길목에서 만나는 휴식의 장소로, 자연적으로 늘 전체가 되어 가는 과정의 한 부분이다. 『비전 세미나』에서 융은 한 차크라에서 다른 차크라로 변형되는 것에 초점을 맞추었는데, 특히 마니푸라와 아나하타의 관계에 초점을 맞추었다. 예를 들면, 그는 의식의 각 단계에서 빛에 대한 오래된 신비와 어두움의 공격은 반복된다고 말했다. 각각의 새로운 단계는 빛이 증가하는 것을 의미하는데, 조금 증가된

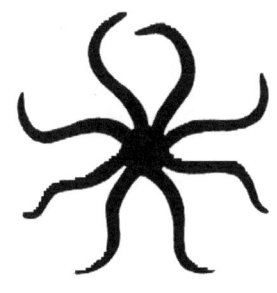

그림 20. **촉수가 만다라로 바뀌다**

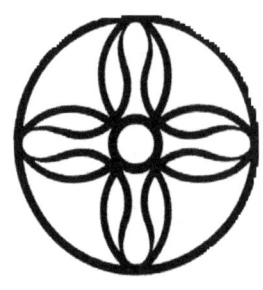

그림 21. **완성된 만다라**

각 단계의 빛은 전 단계의 어두움에 공격 받을 수 있다. 이는 우리가 낮은 단계인 마니푸라를 떠나 횡격막 위의 높은 단계인 아나하타로 오를 때, 마니푸라가 빛나는 태양이라는 사실에도 불구하고 마니푸라의 빛은 아나하타의 강하고 새로운 빛에 비하면 여전히 어두운 것이다.[7]

융은 우리가 이미 경험한 의식의 전 단계로 도로 내려감으로써 마음을 빼앗기고 상처를 입을 수 있는 위험을 강조하면서, 다른 한편으로는, 우리가 '진보적 후퇴'[8] 또는 신프로이트 학파의 자아의 역할에서 '퇴행'이라고 불리는, 앞 단계로의 의식의 후퇴도 있다는 것을 강조하였다.[9] 이러한 의식의 후퇴는 '앞으로 뛰기 위한 뒤로의 후퇴'이다. 유사한 형태의 후퇴가 우리들의 꿈에도 나타난다. 융은 이러한 의식의 후퇴는 다음과 같은 방법을 따른다고 한다. "당신은 치유되기 위해 심연의 물로 내려갈 수 있다. 침례는 부활의 자궁이며, 여기서 당신은 다시 만들어진다. 물론 당신은 불로도 갈 수 있다. 세례 요한은 예수에 대하여 '그는 당신에게 성령과 불로 세례를 줄 것이다.'라고 말했다. 세례의 두 형태는 보다 낮은 두 센터와 관련이 있다. 불에서 당신은 전체가 될 수 있지만, 물이 좀 더 깊기 때문에 보다 좋다. 땅으로 들어가지 않고 그리고 실제로 죽지 않는다면 당신은 더 많이 나아갈 수 없다. 죽음은 완벽한 치료로 알려져 있다. 그러나 물에서 비유적으로 죽는 것, 그리고 불에서 죽거나 상처를 입는 것도 또한 재생을 의미한다. 왜냐하면 자아의식이 없을 때는 그 어느 단계로 되돌아가도 거기에는 재생이 있기 때문이다."[10]

나는 한 미국 원주민 주술사와 대화한 적이 있다. 그는 나에게 "나는 어려운 선택을 해야 할 때는 해가 뜰 무렵에 한증막(sweat lodge)에 들어간다. 거기서 밤을 보내고 해가 다시 뜰 때쯤 나온다."고 하였다. 한증막은 작은 이글루 모양의 둥근 건물로 자궁을 표현하고 있다. 한증막은 대단히 어둡고 좁은 공간이다. 거기 한가운데에는 한증막이 굉장히 뜨거워질 때까지 붉게 달구어진 돌('불')들이 놓인다. 그 돌들은 수시로 조력자들에 의해 새롭게 달구어진 것으로 바꾸어지는데, 달구어진 그 돌들은 물('물')이 뿌려져 반복적으로 불꽃을 일으키고, 그 불꽃은 즉시 증발하여 땅('흙')에 앉아 있는 주술사들의 벗은 몸에 찌르는 듯한 고통을 준다. 그렇게 하여 인디언들은 최초의 어머니 대지에 접촉하게 된다. 그의 영혼은 거기서 바른 답을 찾고, 아침(서늘한 '공기')이 되어 한증막에서 나올 때-주술사는 본능적으로 해가 뜰 때 나온다-그때 그의 내부의 해도 뜬다. 그는 최초의 어머니 대지에서 적절한 선택을 할 수 있는 힘을 발견한다.[11]

이것이 가슴 차크라의 체험이다. 흙(뿌리 차크라), 물(양극성 차크라), 불(태양신경총 차크라)의 체험을 통하여, 우리는 모든 것을 넘어 새로운 위치를 얻는다('공기'=가슴 차크라). 이전에 우리에게 내부와 떨어져 고통을 주었던 것이 그 무엇이든지, 이제는 역동적인 '평화'의 휴식으로 변형된다.

가슴 차크라를 발달시키기 위한 수련

- 양팔을 옆으로 뻗는다.

- 그리고 양 팔꿈치를 구부리지 말고 뒤로 뻗는다. 그러면 양 어깨 견갑골에 압박감을 느낄 것이다.

- 두 손을 뒤로 하여 손목을 구부리면, 양손에 압박감을 느끼게 된다.

- 가슴을 위로 앞으로 펴고 숨을 깊이 들이마신다(그림 22를 보라). 그리고 팔을 뻗어, 손바닥을 몸 앞으로 모으고 숨을 내쉰다. 등을 앞으로 약간 둥글게 굽힌다(그림 23을 보라).

- 두 팔과 손을 뒤로 하여 숨을 들이쉬다가, 다시 앞으로 하여 숨을 내쉰다.

- 숨을 들이쉬면서 생각하거나 말한다. "세계로 향하여 나는 나 자신을 연다."

- 숨을 내쉬는 동안 생각하거나 말한다. "나는 완전한 나 자신이다."

- 또 다음 글을 생각하거나 말해도 좋다.

"평화가 내 가슴을 채운다."
"양극성이 나와 함께 하나가 된다."
"나는 골짜기의 폭풍 위에 서 있다."

등등

이 수련을 충분하다고 느낄 때까지 되풀이하라.

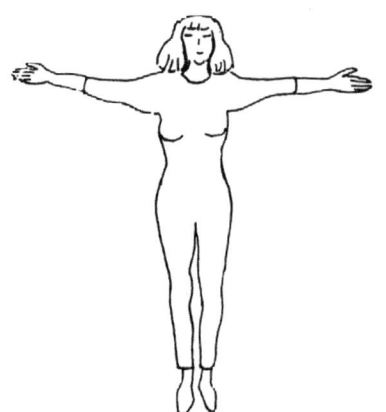 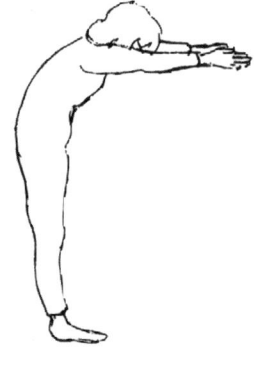

그림 22. **숨을 들이마신다**　　　그림 23. **두 손을 모으고 숨을 내쉰다**

목구멍 차크라
—비슈디(제5차크라)

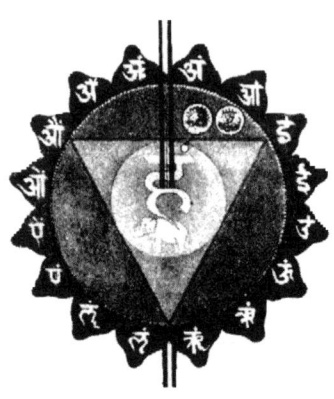

그림 24. **목구멍 차크라의 상징**

목구멍 차크라는 고대에 다섯 번째 에센스, 다섯 번째 원소로 알려졌던 에테르와 관련이 있다. 에테르는 영적 세계로의 변형을 나타내는 것으로, 물질 세계와는 더 이상 직접적인 관련이 없다. "그것은 물질이 아닌 물질이다."[1) 천사들은 이 물질로 구성되어 있다.[2) 에테르는 세계를 채우고 있는 창공이며,[3) 그 창공을 채우고 있는 물질이다. 그것은 또한 소리의 물질이기도 하다. 소리는 에테르 속에 있거나 에테르로 형성된다. 천체의 음악과 천국의 합창은 우리에게 이것을 상기시켜 준다.

귀도 이 물질로 형성되어 있다. "귀는 에테르의 미세한(sthula) 표현이므로, 우리가 소리를 인지할 수 있는 것이다. 귀와 소리는 같은 물질로 되어 있다."[4] 귀는 청각(tuba auditiva)을 통해 목구멍과 연결되어 있다. 이것은 귀가 목구멍 차크라와도 연결되어 있음을 의미한다.

산스크리트의 모든 자음은 첫 4개의 차크라 꽃잎 위에 기록되어 있다. 목구멍 차크라에 와서 모음들이 덧붙여진다. 목구멍 차크라에는 16개에 이르는 산스크리트 모음과 함께 16장의 꽃잎이 있는데, 그들 사이에 '엠(M)'이 있다. 엠은 독자적인 소리가 나므로 모음이다. 그러므로 목구멍 차크라는 모든 모음이 함께 하는 공명의 차크라이다. 차크라의 상징에서, 우리는 여성 삼각형 안에 있는 원을 볼 수 있다. 이것은 삼각형 안에 원이 들어 있는 유일한 차크라이다. 다른 차크라에서는 원이 항상 삼각형 주위의 바깥에 있었다. 이것은 신의 세계가 지금 우리 안에 있음을 의미한다. 신의 세계는 외부 세계에서 우리와 마주칠 뿐만 아니라, 우리 자신 안에서도 신의 세계를 발견할 수 있다. 이것은 이 차크라가 가지는 상징적 의미에 대한 핵심적인 설명이다.

이 상징의 본질은 세속적 영역에 있는 우리에게 신을 드러내기 위한 것이다. 이 불가사의한 실재는—융은 이를 '정신적 실재'라 불렀다—뿌리 차크라에서 마주칠 수 있는 표면적이고 물질적인 실재처럼 현실성이 있다. 지금 두 번째 나타나고 있는 코끼리는 이것을 설명하고 있다. 코끼리의 일곱 개의 코는 비슈디 차크라가 모든 일곱 차크라를 포함한다는 것을 보여 주고 있다. 융은 코끼리에 대해 다음과 같이 쓰고 있다. "코끼리는 비슈디에서 다시 나타난다. 여기서 우리가 만나는 새로운 힘은 세상에서 우리를 지탱시켜 주며, 그 동물의 무한한 정화의 힘…… 그러므로 우리 마음의 산물들은 또한 실재한다. 이것이 코끼리가 비슈디와 관련이 있으며 실재가 되는 이유이다."[5]

엘리자베스 하이치(Elisabeth Haich)는 95세에 그녀의 책 서문에 다음과 같이 썼다. "실재들을 상상하라. 그러면 당신의 상상들은 실재가 될 것이다." 이것이 비슈디이다. "비슈디에서 실재하는 것은 지상(세속)에 실재하는 것이 아니라 정신적인 경험들이다. 예를 들자면, 우리가 극복하기 힘든 상황에서 어떤 행동을 해야 할 때나, 혹은 어떤 행동을 할 때 위압적인 방해를 받으면, 비슈디에 있는 코끼리의 힘을 느끼게 된다."[6] 비슈디의 코끼리는 우리가 거짓의 길을 가지 않도록 막아 주는 소크라테스의 수호신[7]이나, 혹은 바울이 거짓의 길을 걷지 못하도록 막아 준 예수의 영혼[8]을 상기시켜 준다. 융에 있어서 비슈디 차크라의 세계는 추상적인 개념들의 세계다. 즉 "정신이 본질적으로 존재하는 세계…… 그리고 물질은 단지 정신적 실재들의 거대한 주위를 둘러싼 얇은 껍질에 불과하다."[9]

이것은 무엇을 의미하는가? 융에 따르면, 정신적 사실들은 물질적인 세계와는 관련이 없다는 것이다. 위 보기의 예에서 언급되었듯이, 우리가 어떤 사람에게서 혹은 어떤 일에서 느끼는 성가심은 그 사람이나 그 일과는 전혀 관련이 없다. 그것은 그 자체 내의 현상일 뿐이다. "나는 화가 난다."는 것은 순수하게 주관적이다.[10] 우리가 바깥세상에서 마주치는 사람들은 우리 자신의 정신적 상태에서의 전형적인 인물들이다.[11] 우리는 다른 사람들의 거울 속에서, 그리고 우리가 경험한 것들에서 우리 자신과 만난다. 이것은 우리가 비슈디 차크라와 관련이 있음을 나타내는 상징의 본질이다. 내가 상징 속에서 밝음이나 어둠에 마주칠 때, 나는 나 자신 속의 밝음이나 어둠과 마주치게 된다. 내가 상징 속에서 신과 마주칠 때, 나는 나 자신 안의 신과 마주친다.

상징이란 무엇인가?

상징은 외부 세계에 있는 내적인 무엇을 표현한 것이다. 상징을 통해서 우리는 표면적인 것 안에 있는 비밀과 마주치게 된다. 우리가 기본적으로 다른 사람들 속에서 우리 자신과 마주치게 되는 것처럼, 이 세상의 외부적인 형상 속에서 비밀의 실재를 또한 만나게 된다. 제한 속에서 무한함을 만나고, 지상에서 천상을 만나며, 찰나 속에서 영원을 만난다. 세상 속에 있는 모든 것은 은유이다. 예수의 은유는 상징적 비전에 담긴 가르침들이다. 예수는 우리에게 지상 세계의 모습 뒤에 비친 천상의 세계를 볼 수 있도록 가르친다. 모든 꽃과 모든 일출, 그리고 다른 사람들과의 모든 만남이 투명해지고, 그들 뒤에 놓여 있는 보다 더 큰 실재들이 모습을 드러낸다.

상징은 두 가지 차원이 결합하는 것이다. 그리스어인 symballein

은 '화합된 두 가지'를 의미한다. 한 면만 있을 때, 그것에 관련된 상징은 존재하지 않는다. 상징은 지상의 표현 속에서 영원한 의미를 드러낸다. 상징 속에서 위와 아래, 지상과 천상, 물질과 영혼, 찰나와 영원이 전달된다. 두 차원은 항상 서로 만나게 된다.

상징과 부호의 차이점은 무엇인가?

부호는 항상 명료하다. 그것은 부호로서의 특징을 잃지 않아야 하기 때문에 복잡할 수가 없다. 부호는 말로도 표현이 가능하다. 예를 들어, 유럽에서 우리가 교통 표지판으로 둥근 부호와 대각선의 십자가를 볼 때, 이것이 '정차 금지'라는 것을 알 수 있다. 우리는 '정차 금지'라고 글로도 쓸 수 있다. 삼각형 안에 십자가가 있다면, 그것은 교차로를 나타낸다. 우리는 또한 '횡단 시 주의'라고 글로 쓸 수도 있다. 교통 신호는 특히 명료해야 한다. '정차 금지'는 정차 금지 이상의 뜻을 지니지 못한다.

반면에 상징은 복잡하고 불가사의한 의미를 전달한다. 상징은 의미 그 이상의 의미를 지니고 있기 때문에 말로써 완전히 표현되지 못한다. 상징은 볼 수 있는 세계와 볼 수 없는 세계인 무의식의 실재에 관여하기 때문에 그 의미는 끝이 없다. 상징은 내 안에 깨어 있는 모든 것들을 의미한다. 이것이 상징의 의미를 일반화시킬 수 없는 바로 그 이유인 것이다. 예를 들면, 서양에서 '용'은 일반적으로 부정적인 상징이다. 그러나 중국에서는 행운의 상징이다. 그러므로 상징은 그 상징이 무엇이든 내 안에서 나를 유인하는 것이다.

상징은 거울과 같다

내가 거울을 들여다볼 때 나는, 똑같은 거울 속에서 자신을 들여다보는 다른 사람과는 완전히 다른 나를 발견하게 된다. 그것은 똑같은 거울이지만, 거울 속에서 나는 나 자신을, 그리고 다른 사람은 그들 자신을 거울 속에서 보게 된다.

상징은 뚜렷한 이미지로서 그 속에 숨겨진 실재가 반영되어 있다. 이것은 동방 정교회 예배에 사용되는 성상의 기능이기도 하다. 정교회 신자들에게 있어, 성상은 단순히 '형상'이 아니라 예수와 성모 마리아 혹은 성자들을 만나는 창이다. 신자들은 성상을 통해 매우 실제적으로 그들과 만난다. 신자들이 성상을 만질 때, 그들은 성상이 상징적으로 나타내고 있는 의미와 접촉을 가진다. 관념론적, 반영적 사고는 성상에 대한 정교회 신자들의 생각 뒤편에 있다. 플라톤은 지상의 모든 것에는 천상의 원형이 있고, 이 천상의 원형들은 지상에 복제된다고 말한다.

상징은 관찰자에 영향을 미친다. 내가 상징의 메시지에 나 자신의 문을 열 때, 내 안에서 뭔가가 발생하며, 상징의 뒤편에 놓여 있는 형이상학적인 실재와 마주친다. 원형의 힘은 반영 속에서 효과를 발휘

한다. 타고 있는 한 자루 초의 예를 들어 보자. 촛불은 비추고, 따뜻하게 하며, 아늑하고 엄숙한 분위기를 위해 그 자신을 태운다. 그러나 촛불의 뒤편에는 태양의 불빛이 있고, 태양의 뒤편에는 모든 지상의 표상의 원형인 예수가 있으며, 그는 만물 속에서 만물을 충만하게 한다. 촛불을 보는 것만으로도 우리는 우리 안에 있는 전체 의미의 세계를 깨어나게 할 수 있다.

우리가 지상의 것들을 상징처럼 볼 때, 상징들은 유리처럼 선명해질 것이며, 보다 더 깊숙이 그것들의 안을 들여다보게 해 줄 것이다.

상징 속에서, 우리는 신의 메시지와 같은 현시를 경험하며, 우리를 만나기 위해 오는 다른 세계의 메신저인 천사를 만나게 된다. 우리는 직접적으로 신을 인지할 수는 없다. 우리는 단지 그들의 반영된 광채를 통해서만 볼 수 있으며, 이것은 상징을 통해서 일어난다.

상징은 결코 정적이지 않다. 그것은 언제나 역동적이다. 그것은 관찰자에게 상징의 메시지를 열어 주고, 전체인 상징의 의미를 가져오는 힘을 부과한다. 진정한 상징은 우리를 상징의 모방인 그 근원지로 이끈다. 원형은 진실로 상징 속에 나타난다. 유일하게 상징만이 적절하게 신에 대해 말할 수 있다. 왜냐하면 그 신비는 상징 속에서만 울려 퍼지기 때문이다. 상징은 이 세계와 다른 세계 둘 다를 포함하고 있다. 빛과 어둠 사이에는 무엇이 일어나며, 무엇이 그 상반되는 것들을 결합시키고, 둘을 함께 하게 하는가. 상징은 중간물로서 논리적인 것이 아니라 살아 있는 진실이며 실재다. 논리는 '이것 아니면 저것'이라고 말하지만, 상징은 '이것과 저것 둘 다'를 의미한다. 이것은 영혼의 실재에 관한 접근법이다. 결과적으로, 명쾌한 상징은 보다 적절하고 완전한 영혼의 과정들을 표현하기에 그 어떤 용어보다 더욱 명확하다. 상징은 징후나 예감을 일깨워 주는 반면에, 언어는 그것을 설명한다. 상징은 동시에 많은 영혼들의 현을 울린다. 다르게 보이는 많은 다른 것들도 실상은 일련의 인상과 결합된다.[12]

신화와 원형도 상징의 일부분이다. 신화 역시 외부 세계에 있는 내적 실재를 묘사한다. 신화는 상징을 극화한 것이다. 신화는 소설이라는 형태 속에 있는 상징이다.

원형 또한 상징들이다. 융은 원형들을 "바로 진정한 상징들이다. 왜냐하면 그것들은 애매모호하고, 희미한 의미들로 가득 차 있으며, 끝없이 분류되며, 무궁무진하기 때문이다. 비록 무의식의 기본 원리들이 상징 안에서 인식이 가능할지라도, 아무리 풍부한 주석으로도 그것들을 모두 묘사하기가 힘들다."라고 하였다.[13]

요약하자면, 상징은 많은 의미를 지닌다. 신호처럼 말로만 표현되지 못한다. 상징은 우리의 사고와 예감들을 일깨워 준다. 상징은 인간의 정신 속에서 다른 일련의 것들과 교감한다. 상징은 상징 뒤편에 있는 것의 반영이다. 관념들은 반영 속에 있다. 상징 속에서, 우리는 관념들의 효과적인 힘과 만나게 된다. 상징이 우리에게 끼친 영향으로, 우리는 점차 상징이 나타내는 의미처럼 생각하게 되는 것이다.

차크라의 길에서, 목구멍 차크라는 외부적인 실재와 내부적인 실재가 함께 얽혀 있다고 말할 수 있다. 그러므로 목구멍 차크라는 '상징'의 차크라가 되는 것이다.

목구멍 차크라를 발달시키기 위한 수련

- 턱을 들어 올리며 이 말을 생각하거나 말하라.
  "천상을······."

- 턱을 내리며 이 말을 생각하거나 말하라.
  "지상에서······."

- 충분하다고 느낄 때까지 이 수련을 반복하라.
  "천상을 지상에서, 천상을 지상에서, 천상을 지상에서."를 반복하여 생각하거나 말하라.

- 머리를 왼쪽으로 비스듬히 하며 생각하거나 말하라.
  "영원을······."

- 그러고 나서 머리를 오른쪽으로 비스듬히 하며 생각하거나 말하라.
  "찰나에서······."

- 이 수련이 충분하다고 느낄 때까지 반복하라.
  "영원을 찰나에서, 영원을 찰나에서, 영원을 찰나에서."를 반복하여 생각하거나 말하라.

- 이 수련을 4박자 주기로도 할 수 있다. 턱을 위로 그리고 아래로, 머리를 왼쪽으로 그리고 오른쪽으로 돌리면서 생각하거나 말하라. "영원을 찰나에서, 영원을 찰나에서."

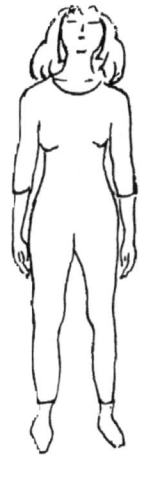

그림 25. **턱을 들어 올린다**

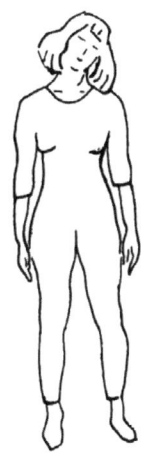

그림 26. **머리를 기울인다**

제3의 눈 차크라
—아갸나(제6차크라)

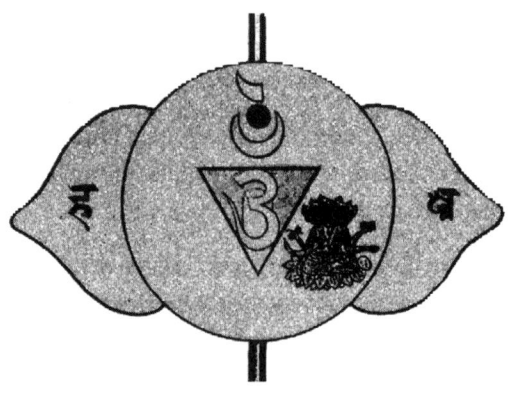

그림 27. **제3의 눈의 상징**

아갸나는 '지시'를 의미한다. 제3의 눈 차크라에 대한 도형은 단지 두 개의 문자와 두 개의 연꽃잎으로 되어 있다. 모든 자음과 모음들이 꽃잎 위에 나타난 후 남은 두 자인 크샤(ksa)와 하(ha)가 두 개의 연꽃잎에 새겨져 있다. '하'는 남성적인 면을 표현하고(왼쪽에 있는), '크샤'는 여성적인(오른쪽에 있는) 면을 표현한다. 그래서 이 차크라의 상징은 남성과 여성의 결합과 관련이 있다. 샥티 여신은 여섯 개의 머리와 여섯 개의 손을 가지고 있는데, 왼쪽에 세 개와 오른쪽에 세 개를 지니고 있다. 샥티는 여섯 번째 차크라로 떠오르고 있다. 오른쪽 윗부분의 손에 그녀는 책을 쥐고 있다. 이 책은 지식을 상징하는데, 그 지식은 지식 이면에 있는 지식이다. 이것은 남성적인 에너지로부터 나오는 합리적인 지식이 아니라. 샥티로부터 방출되는 신비로운 여성적인 지식이다.

여기에서 샥티의 도형은 쉬바의 도형보다 훨씬 인상적이다. 쉬바는 아래쪽으로 향하는 여성성의 삼각형 안에 있는 남근상 모양의 상징(링감) 중앙에 감추어져 있다. 삼각형 속의 음절은 왼쪽으로 개방된 옴(OM)이다. 옴은 모든 것을 포함하는 단어로서, 모든 차크라의 경험을 흡수하여, 모든 차크라를 풍요롭게 하기 위해 이 차크라에서 개방되어 있다. 그러나 이 풍요로움은 왕관 차크라에서만 이루어질 수 있다. 아갸나 속에 있는 옴은 신과 완성을 향해 개방된 옴이다.

아갸나 차크라는 심리학적으로 무엇을 의미하는가? 아갸나에서는 감각의 세계를 떠나 버린다. 더 이상 외부적인 실재는 존재하지 않으며 오직 내적 실재만 존재한다. 아갸나에서는 그 스스로가 다른 실재와 차별화되므로, 상징적인 동물은 더 이상 필요하지 않다. 정신은 지금 홀로 존재하므로 여기에 반영될 필요가 없다. 단지 정신만이 지금 여기에 있다.[1] 물질적인 균형, 에테르조차도 더 이상 존재하지 않는다. 그러나 내적 정신의 차크라로 불리는, 이 차크라에 대한 상대물이 있다. '정신적 실재인 절대적인 실재',[2] 주관적인 자아와 대조되는 객관적인 실재가 있다. 나는 이 객관적인 실재를 자기(Self)의 개념으로 이해하고 있다. 성서적인 이해를 따르면, 이것은 바로 예수인 것이다. 그는 '하느님의 가슴'에서 나온 상(像)이다. 예수는 '신의 상'[3]이며, 동시에 인간의 원형이다. 그리고 우리 또한 '예수의 상'을 가지고 있다.[4]

자기 뒤편에서 찾을 수 있는 실재는 더 이상 주관적인 것이 아니며, 자아와는 더 이상 관련이 없는 객관적인 정신의 실재다. 이 차크라에 관한 토론에서, 융은 '실재는 신'이라 말하고 있다. 신은 영원한 정신적 대상이며, 비자아인 것이다. 자아를 비자아(자아를 넘어선)로 흡수하는 것이 실재이다.[5]

개방된 옴은 신을 향하고 있다. 옴은 그것 스스로가 신에 의해 스며들어진 자아로 표현된다. 나는 그 주관적 실재를, '신성'의 영혼 즉 이 객관적인 실재에게 열려 있는 주관적인 인간의 영혼으로서 이해하고 있다. 바울은 이 두 가지 종류의 영혼을 구별하면서 "성령(신의 영혼)이 우리의 영혼과 더불어 증거한다."고 한다(로마서 8:16). 인간의 영혼은 "신의 형상을 한 텅 빔(공)"으로 불릴 수 있다고 하는데, 이는 인간 내부에 존재하는 텅 빔(공)이 오직 신에 의해서만 충만해진다는 것을 의미한다.

앞에서 언급됐듯이, 아갸나는 신비로운 지식의 차크라이며, 이는 손에 책을 들고 있는 샥티를 통해 표현된다. 이 지식은 지식 이면에 존재하는 지식이며 내적 통찰이다. 제3의 눈은 내적 비전, 내적 가르침, 내적 통찰을 다룬다. 이런 통찰력은 외부 세계에 의해서 우리에게 부여되지는 않는다. 그것은 법률, 명령, 규정의 형태와 관련된 것이 아니라, 그것이 일어나는 내적 가르침과 관련이 있다.[6] 이것이 바로 제3의 눈의 본질이다. 융은 이것을 다음과 같은 용어로 설명했다. "당신은 그 힘(이른바 아갸나에 있는 쿤달리니의 힘)이 요구하고 있는 그 이상으로 어떤 일을 하려고 생각하지도 않을 것이며, 그 힘은 또한 그것을 하도록 당신에게 요구하지도 않는다. 왜냐하면 당신이 이미 그것을 하고 있으며, 당신이 그 힘이기 때문이다."[7]

이것은 또한 신의 의지와 인간의 의지가 하나가 된다는 뜻이다. 이것은 "당신의 뜻이 이루어지기를"이라고 말할 때, 예배를 올리는 예배자들이 의미하는 것과 같은 뜻이다. 이는 내가 뭔가를 하고 있다는 것이 아니며, 나 자신의 도움 없이도 하느님의 의지가 일어난다는 것을 의미한다. 아갸나에서, 자아(ego)는 자기(Self)와 조화를 이룬다. 우리는 우리 자신의 존재의 핵으로부터 행동한다. 그러지 않고 우리가 외부로부터 통제를 받을 때, 우리는 아직도 아갸나 차크라의 상태에 도달하지 못하고 있는 것이다.

제3의 눈 차크라를 발달시키기 위한 수련

- 눈을 위로 올려 제3의 눈을 느끼며 상상하라(그림 28의 왼쪽 그림을 보라). 그리고 "하늘에서와 같이"라고 말하거나 생각하라.

- 그러고 나서 천천히 아래로 등을 굽힌다(그림 28의 오른쪽 그림을 보라). 이 수련을 하는 동안에 제3의 눈을 느끼며 상상하라. 그리

고 "땅에서도 그렇게"라고 말하거나 생각하라.

- 손가락이 땅에 닿을 때까지 천천히 계속해서 등을 아래로 굽혀라. (만약 이것이 뻗은 다리로 인해 어렵다면, 약간 무릎을 굽혀도 좋다.)

- 본래의 자세로 되돌아가기 위해 등을 천천히 펴라. 그리고 충분하다고 느낄 때까지 가능한 한 오래 이 체조를 반복해라. "하늘에서와 같이, 땅에서도."라고 말하라. 물론 "위와 같이, 아래에서도."라고 말하거나 생각해도 된다.

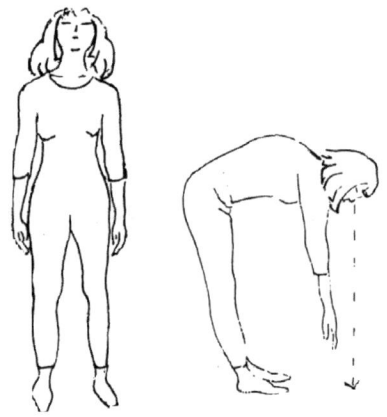

그림 28. **제3의 눈 차크라를 위한 수련**

왕관 차크라
—사하스라라(제7차크라)

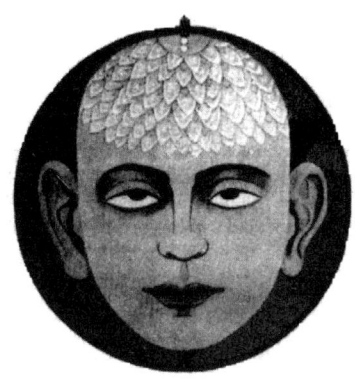

그림 29. **왕관 차크라의 상징**

왕관 차크라(사하스라라)의 상징은 '천 개의 연꽃잎'이다. 천 개의 연꽃잎은 전체 산스크리트 알파벳에 20을 곱한 것이다. 그래서 정확하게 1,000개가 되는데, 이 50개의 글자는 머리 둘레에 있는 20줄 안에 놓여 있다. 이 차크라의 연꽃잎에 대한 재미있는 사실은 연꽃잎들이 아래쪽으로 향한다는 것이다. 이것은 차크라의 움직임에 반전하는 것이며, 거울에 비치는 상(좌우상)이 일치한다. 우리는 정상에 도달하면, 차크라의 뿌리로 되돌아온다.[1] 성취된 전체의 풍부함은 처음으로 돌아가 아래 방향을 가리킨다. '가장 높은 것'의 음절로서 '옴'은 1,000개의 꽃잎으로 왕관을 만든다.

　이 1,000개의 글자는 무엇을 의미할까? 그것들은 모든 것, 그리고 아무것도 아님을 의미한다. 알파벳은 모든 것과 아무것도 아님의 결합이다. 알파벳은 무엇인가? 글자를 줄줄이 이은 것이다. 그래서 그것은 '아무것도' 아닌 것이다. 그러나 모든 것은 알파벳으로 이루어진 문장 안에서만 존재한다. 우리는 글자를 결합시킬 수 있기 때문에, 존재하는 모든 것을 표현할 수 있다. 알파벳은 '모든 것과 아무것도 아닌 것'의 아주 적절한 표현으로, 옴 안에 집약된다.

　이 차크라에 관해서, 융은 사하스라라는 그 어떤 경험의 유형을 넘어서며, 어떤 가능한 경험 너머에 있다고 한다. "하나는 둘이 없으면 경험이 되지 않는다."[2] 이 세상에서 존재와 비존재의 결합은 불가능하다. 또한 동시에 존재하지 않는 존재를 인도에서는 니르바나(열반)라고 부른다.

　열반이란 무엇인가? 앞서 말했듯이, 부처는 열반이 존재하는지 질문을 받은 적이 있다. 그는 답하지 않았다. 그는 열반이 존재하지 않는지에 대해 질문을 받았을 때도 답을 하지 않았다. 이런 방식으로, 부처는 열반에 관한 모든 설명이 이원성을 전제로 하는 것이기 때문에 잘못되었다는 것을 나타내기를 원했다. 이름을 붙임으로써, 우리는 어떤 것으로부터 그것을 구별한다. 열반은 모든 것임과 동시에 아무것도 아니기도 하다. 그래서 우리는 침묵할 수밖에 없다.

사하스라라는 모든 상반되는 것들의 통합이다. 그래서 그것은 남성과 여성, 지상과 천상, 신과 인간, 의식과 무의식, 존재와 비존재의 '결혼'이다.[3] 이 모두는 두 신인 쉬바와 샥티를 통하여 표현된다. 위와 아래, 남성과 여성, 천상과 지상, 의식과 무의식 등 존재하는 모든 것은 쉬바와 샥티에 포함된다. 상반되는 것들의 통합은 개별화의 목적이다. 이 목적은 지상에서는 궁극적으로 달성될 수 없지만, 특정한 시점이 각 개인의 내면에 다가간다.

이 차크라의 삽화를 보면, 옴 자 위에 작은 부호를 볼 수 있다. 쉬바와 샥티는 이 부호 안에서 통합된다. 그들은 하나의 완벽한 통합을 이룬다. 산스크리트에서 이 기호는 파라 빈두(para bindu)라고 불린다. 파라 빈두 안에는 더 이상의 어떠한 차이도 없는 커다란 공간이 있다. 산스크리트 문헌에서는 이 파라 빈두가 머리카락 끝의 천만 분의 일만큼 작다고 하는데,[4] 그것은 상상할 수 없이 작다는 뜻이다. 그것은 가장 작은 것 안에 포함된 가장 큰 개념을 표현한다.

유대인의 카발라(Cabala)에서 우리는 비슷한 내용을 볼 수 있다. 가장 작은 히브리어 글자 Jod는 카발라에 있는 신을 위한 상징이다. 또한 이것은 '가장 위대한 것'이 가장 작은 것 안에 포함되어 있음을 의미한다. Jod는 말로 하기 어려운 신의 '이름'에 대한 4글자로 된 히브리어(Hebrew Tetragram)의 시작 문자이다.[5] 신의 '이름'은 말해질 수 없다. 왜냐하면 그것은 양극성에 관계하지 않기 때문이다.[6] 우리는 성서에서 '남성과 여성'을 만나는 것처럼 왕관 차크라에서 신을 만난다. 신은 "우리의 형상을 따라 우리의 모양대로 사람을 만들자("우리는 사람을 만들기를 원한다")."고 하였다(창세기 1:26). 히브리어에서 단수-복수인 엘로힘(Elohim)은 '우리' 뒤에 나온다. 히브리와 그리스의 성서 원문 모두에서 신은 '남성성과 여성성'으로 인간을 창조하였다고 한다. (킹 제임스 역본에서처럼 '남자'와 '여자'가 아니다. 왜냐하면 '남자'와 '여자'엔 이미 구별이 있기 때문이다. '남자'와 '여자'의 구별은 구약 성서 두 번째 장에서 나온다.[7]) 이 구별된 것의 통합[8]이 왕관 차크라에 있는 전체로서의 신에게로 흘러간다.

아래쪽을 가리키는 천 개의 연꽃잎은 하향(뿌리 차크라로 돌아가는)을 상징할 뿐만 아니라, 또한 왕관 차크라로부터 아래로 흐르는 우주 에너지를 상징한다. 이 차크라에 대한 설명은, "우주의 힘은 사하스라라에 도달한 사람에게 폭포가 떨어지듯이 흐른다. 그는 폭포처럼 그에게로 흐르는 힘에 의해 가득 채워진다." 그것은 예수가 영으로 가득한 사람에 대해 말했던 "그의 가슴에서 생명수의 강이 흐를 것이다."를 우리에게 상기시킨다.[9] 20세기에 출판된 차크라에 관한 책인 아서 아발론(Arthur Avalon)의 『쿤달리니의 힘(The Serpent power)』[10]에 자극을 받은 첫 사람들 중의 한 사람이었던 리드비터(C. W. Leadbeater)는 20세기에 차크라에 대한 책을 출판했는데, 그는 왕관 차크의 위치가, 신을 경배할 때 신 앞에서 그들의 왕관을 벗는 요한 계시록의 24장로를 상징한 것으로 본다.[11] 그는 "고도로 발달한 사람에게 이 왕관 차크라는 그에게 진실된 왕관을 만들어 주기 위하여 광휘와 영광을 쏟아 붓는다. 그리고 '그의 가슴에서 생명수의 강이 흐를 것이다.'라는 성서 구절의 의미는 그가 얻은 모든 것, 그가 만든 모든 카

르마, 그가 낳은 모든 불가사의한 영적 힘, 그 모든 것을 신의 작업에 쓰기 위해 그는 그리스도의 발아래 계속하여 던진다는 것이다. 그는 반복해서 그의 황금의 왕관을 벗을 수 있다. 왜냐하면 그의 내부로부터 힘이 분출하면서 그것을 끊임없이 재형성하기 때문이다."라고 썼다.[12]

왕관 차크라를 발달시키기 위한 수련

- 가슴 앞에 두 손을 모아라. 그러고 나서 천천히, 손을 할 수 있는 한 위로 멀리 뻗어라(그림 30). 이 수련을 하는 동안, 다음과 같이 생각하거나 말하라. "나는 신 안에 있다."

- 그러고 나서 손을 천천히 정수리로 올리고 손을 조금 펼쳐서 왕관을 만들어라. 역시 다음과 같이 생각하거나 말하라. "신은 내 안에 있다."

- 잠시 이 위치에 머물러라. 그러고 나서 처음 동작으로 돌아가라. 충분하다고 느낄 때까지 자주 이 수련을 반복하라.

만일 각 차크라를 위해 순서대로 일곱 가지 몸의 수련을 모두 하면, 렘니스케이트(lemniscate)로 마칠 수 있다(121페이지 그림 31을 보라).

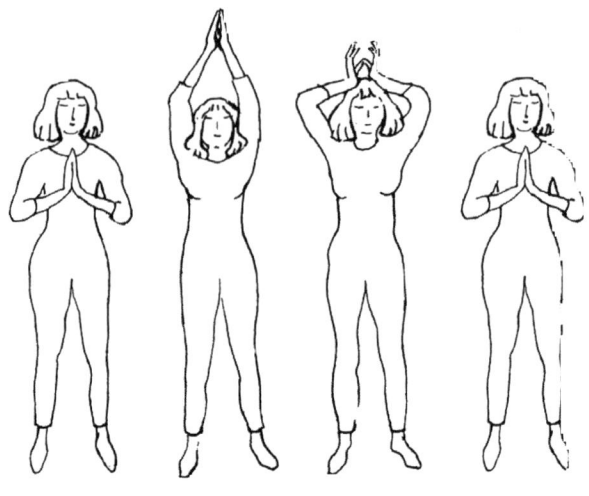

그림 30. **첫 4가지 자세**

오른쪽 어깨를 향해 움직이면서 수련을 시작해라.

- 렘니스케이트를 할 때, 다음과 같이 생각하거나 말하라.
  1. "영원한 신은"
  2. "우리의 어머니시며……"
  3. "우리 아버지시며……"
  4. "우리와 모든 피조물들을 축복하신다……"

〔번호는 각 수련의 단위를 나타낸다.〕

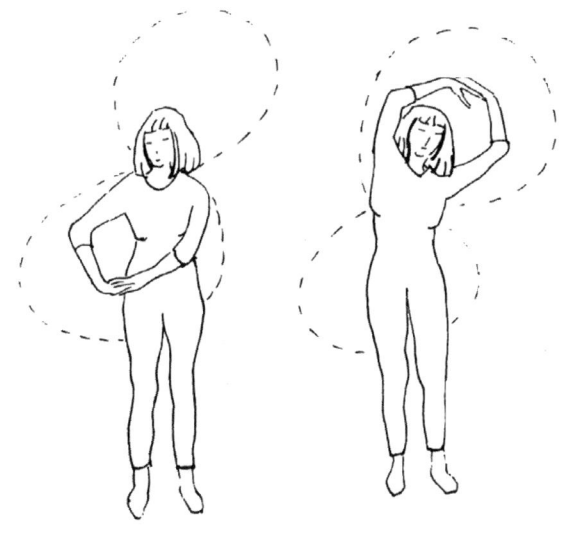

그림 31. **렘니스케이트**(∞)

- 이제 왼쪽 어깨를 향해 움직이기 시작함으로써 반대쪽의 동작을 한다. 이것을 할 때, 다음과 같이 생각하거나 말하라.

5. "······처음에 그랬던 것처럼······"
6. "지금도 그리고 영원토록······"
7. "영원으로부터······"
8. "······영원까지"

- 그리고 나서 가슴에 손(왼손 위에 오른손)을 모아라. 이렇게 할 때, 다음과 같이 생각하거나 말하라. "아멘."

제3부

차크라와 색

차크라가 상징하는 색

차크라와 관련하여, 우리는 4가지 다른 통로로 색과 조우한다. 자연의 색, 고대 인도인의 색, 그리고 무지개의 색과 개인적인 차크라의 색이 그것이다. 우리는 모두 상세하게 다음의 글에서 색에 대하여 논의할 것이다.

1. **자연의 색** : 차크라를 볼 수 있는 능력을 가진 사람들은 오라(키를리언 사진기의 도움으로 볼 수 있다)와 같은, 다양한 사람들의 감정과 몸의 상태에 따라 끊임없이 변하는 색을 볼 수 있다.[1]

2. **고대 인도인의 색** : 아서 아발론은 그의 책 『쿤달리니의 힘』에서 색으로 고대 인도의 차크라 상징들을 보여 주고 있다. 그러나 이 그림들은 지금의 시대에는 뒤떨어진다. 차크라에 나타나는

여러 가지 색은 차크라의 에너지와 상징의 상세한 의미를 가장 두드러지게 나타내는데, 서양 관찰자의 입장에서는 항상 명확하게 이해되지는 않는다.[2]

3. **무지개 색** : 7개의 무지개 색은 18세기 아이작 뉴턴(Isaac Newton)에 의해 처음으로 인간이 볼 수 있는 기본색인 빨강-주황-노랑-초록-파랑-남색-보라로 확정되었다(이전에 주황색과 남색은 이 목록에 없었다). 이 색들은 각 차크라와 관련되고, 심리학적 용어로 각각 해석된다. 우리들은 이 7개의 색을 차크라의 중요한 심리학적 색이라고 부른다. 이것은 차크라 명상에서 증명되고 있다. 따라서 이 무지개 색들만이 이하의 장에서 논의될 것이다.

4. **개인의 차크라의 색** : 차크라 명상을 하는 동안, 사람들은 흔히 다른 순서, 혹은 심지어 다른 색으로 일곱 가지 기본색을 본다. 이럴 때는, 각 차크라에 의해 상징된 정신적 수준이 (개인적인 차크라 동물들과 비슷한 방법으로) 이 색에 의해 표현된 것이다.[3]

빨강
— 뿌리 차크라

히브리어에서 빨강, 피, 지구 그리고 인류라는 단어들은 같은 언어학적 뿌리를 가지고 있다. 다른 언어에서도 빨강은 주요 기본색 중의 하나이지만 단지 '빨강'뿐만이 아니라 '색', '색채가 풍부한'이란 의미도 갖는다. 빨강색에 대하여, 우리는 환한 밝은 빨강과 어두운 차분한 빨강으로 구분할 수 있다. 밝은 빨강은 원심적인 색이고, 어두운 빨강은 구심적인 색이다. 원심적인 빨강은 외향적인(외부 지향적인) 색이고, 어두운 구심적인 빨강은 내향적인(내부 지향적인) 색이다. 심리학적 측면(생물학적이 아니라)에서 보면, 외향적 빨강은 남성적이고, 내향적 빨강은 여성적인 색이다. 밝은 빨강은 외부 세계에서 영향력을 가지는 삶을 상징하고, 어두운 빨강은 감추어진 내면의 삶을 상징한다. 외부 지향적 빨강은 강렬한 감정(미움이나 사랑)을 표현한다. 그것은 화성(火星)의 색이다. 이러한 외부 지향적 빨강은 또한 죽음을 의미한다. 왜냐하면 외부로 흐르는 피는 죽음을 초래하기 때문이다. 반면에 내부의 피는 삶을 의미한다.

빨강색에는 서로 대조되는 점이 있다. 예를 들어, 악마는 붉은색으로 그려지는데, 이때 빨강은 일방성을 상징한다. 하지만 연금술에서 '루베도(rubedo)'의 빨강은 상반된 것들이 통합되는 가장 최고의 발달 단계를 상징한다. 그래서 빨강은 사랑과 증오, 삶과 죽음, 일방성과 전체성에서 볼 수 있듯이 극도의 긴장감을 가진다. 이러한 일련의 의미에서, 빨강은 모든 것을 포함하나 아직 발달되지 않은 색으로서, 지구와 뿌리 차크라에 부합되는 색이다.

빨강은 또한 에너지와 힘을 표현한다. 그래서 물라다라에 있는 쿤달리니의 힘을 표현하는 데 적합하다. 어떤 사람이 '빨강을 본다'면, 그 사람은 뒤에 실제로 초인적인 힘을 발휘할 수 있다. 나는 이것을 정신과 병동에서 아주 인상적인 방식으로 경험한 적이 있다. 그때까지만 해도 조용하고 순한 사람이라고 생각했던 한 중년 남자가 어느 날 난폭하게 변해서 엄청난 힘으로 모든 것을 부수는 것을 보았다. 심지어 그는 보안 처리가 튼튼하게 되어 있던 문까지 산산이 부수었다. 나는 나중에 그에게 어떻게 그런 폭발력이 생길 수 있었는지 물어보았다. 그는 "갑자기 의자, 탁자, 벽, 선반, 창문, 문뿐만이 아니라 모든 것이 빨갛게 보였어요. 모든 것이 붉었습니다. 매우 강렬한 힘이 내 안에서 불타올랐어요. 나는 특별한 능력을 쓰지 않고도 모든 것을 내 마음대로 부술 수 있었습니다. 나는 그냥 그렇게 해야만 했습니다. 그것은 실제로 내 의지와 상관없이 발생한 일입니다."라고 말했다.

주황
―양극성 차크라

　주황은 합성의 색이다. 지구의 붉음과 태양의 노랑을 가진다. 주황은 하늘의 금빛과 지구의 붉은빛 사이에 위치하고 있다. 우리는 태양이 질 때, 양극성 차크라의 주황색을 볼 수 있는데, 태양은 서쪽 바다에서 주황빛과 빨간빛이 빚어 내는 빛의 그림자 속으로 저물어 밤바다 여행을 시작한다. 의식과 낮을 의미하는 태양은 무의식과 밤의 영역으로 숨는다. 우리는 양극성 차크라와 함께 무의식의 영역으로 들어갈 수 있는데, 이곳은 일상생활인 의식의 현실과는 정반대되는 곳이다. 그래서 '양극성'이라 한다. 우리는 또한 신화에서 주황색이 서로 상반된 것들의 긴장감이나 양극성을 표현하고 있는 것을 볼 수 있다. 예를 들어, 트로이의 헬레나는 그리스의 장군과 트로이의 왕자 두 사람과 밀애를 즐기는데, 그녀는 주황색으로 된 베일을 쓰고 있다. 뮤즈(음악의 신)들은 하늘의 신과 대지의 신의 딸들로 그녀들도 주황색

드레스를 입고 있다. 디오니소스(술의 신)는 노인과 젊은이, 남성과 여성, 도덕적이며 비도덕적인, 남성적이면서 여성적인, 밝은 정신이기도 하면서 술에 취한 듯 상반된 이미지를 상징하는데, 그 또한 주황색 외투를 입고 있다.

예루살렘의 보석들 가운데, 히아신스석(고대의 아주 귀한 돌로 때때로 사파이어로 여겨지기도 한다)은 지상의 피와 천상의 태양이라는 양극성을 상징한다.[1] 주황은 긍정적인 강한 빛으로나 부정적인 억압으로 다른 색깔들을 지배한다. 괴테는 주황색은 인간에게 '온화함과 기쁨'을 주지만, 또한 '참을 수 없는 만큼의 폭력적인 상태'를 표현하기도 한다고 지적했다. 한 예로, 북아일랜드의 오렌지당을 대표하는 색인 주황은 북아일랜드의 양극화를 상징한다.

노랑
—태양신경총 차크라

　노랑은 태양신경총 차크라와 연관되어 있다. 다른 색들과 마찬가지로 노랑도 양면성의 색이다. 태양은 이런 양면성의 상징이다. 활력을 상징하는 태양은 기쁨과 즐거움으로 가득 찬 황금빛으로 빛나지만, 다른 한편으로는 땅을 바싹 말리고, 고통을 주며, 식물과 동물, 심지어는 인간까지도 죽음으로 내모는 번쩍거리며 작열하는 태양이 될 수도 있다.

　그리스 신화에서 우리는 황금빛 노란 사과를 통해 노랑의 양면성을 볼 수 있다. 이는 헤스페리데스(헤라의 황금 사과밭을 지킨 네 자매 요정)의 황금빛 사과로, 대지의 여신인 가이아(땅의 여신)가 부부 신인 제우스(신들의 제왕)와 헤라(제우스의 부인)에게 결혼 선물로 준 것이다. 이 사과들은 조화와 사랑을 상징한다. 반면에 에리스(불화의 여신)의 황금 사과는 파리스(트로이 왕자)가 아프로디테(사랑, 미의 여신)에게 '최상의 아름다움'에 대한 징표로 준 것으로, 나중에 트로이 전쟁과 불화, 증오를 불러일으킨다.

심리학적 관점에서 노랑은 힘, 통찰력, 지력, 이성적 사고와 연관되어 있으나, 반면에 잘못, 불신, 배반, 의심, 광기 등과도 연결된다.

연금술에서 노란색 유황은 '영적인 금'이고 '근원적인 원동력'이며, 연금술 서적에는 유황이 "원 안에서 바퀴와 축을 돌린다."고 말한다. 구약 성서의 예언서 에스겔서에는 신들이 타는 천상의 전차가 환영으로 묘사되어 있다.[1] 이 천상의 전차는 태양신경총 차크라에 강렬한 이미지를 부여한다. 제3차크라인 태양신경총 차크라는 노란색 불이며 스스로 회전하는 중심으로 상징된다. 심리학적 해석에 따르면, 노란색은 정신적 변형의 과정을 불러일으키고 이 변형의 과정을 묘사한다.

북유럽의 그림 문자에서 노란색은 '전진'을 표시한다.

초록
—가슴 차크라

　초록은 성장의 색이다. 'grow(자라다)'라는 영어 단어는 고대 고급 독일어의 어근인 gruoni에 뿌리를 둔다. 성장이란 사물이 존재함을 의미하나 또한 아직까지 완전하게 발달하지 못했음을 뜻한다. 성장하고 있는 사람을 우리는 '미숙하다'고 하며, 때때로 '초짜', '풋내기'라고 얕본다. 반면에, 초록은 매우 아름다운 것으로 비춰지기도 한다. 시락서(Book of Sirach)에는 "그 눈은 우아함과 아름다움을 갈망하고 있다. 하지만 곡식의 초록 새싹은 그 둘보다 더 아름답다."[1]라고 묘사하고 있다. 초록은 중간색으로서, 낮은 곳의 노랑과 높은 곳의 파랑이 하나로 합쳐지는 곳이다. 짙은 초록과 질투를 의미하는 노랑-초록은 둘 다 하향을 의미한다.[2] 상향은 '초록색의 힘'으로, 빙엔의 성녀 힐데가르트에게 우주는 초록과 뒤섞이고 초록에 물든 것으로 묘사되며, 그녀의 눈에 초록은 또한 완전함과 치유를 가져오는 신의 능력을 가진 색이다. 한 정신분열증 환자는 치료받은 직후에 "치료를 받는 중에, 나는 마치 내가 경이로운 평화 속으로 미끄러져 들어가는 것 같았다. 내 방에 있는 모든 것이 초록색이었다…… 나는 어머니의 자궁 속인 낙원에 있었다."라고 했다.[3] (그래서 '초록색을 보는 것'은 '붉은 색을 보는 것'과 완전히 상반된다.)

중간색으로서의 초록은 하늘과 땅 사이에 있고, 위쪽과 아래쪽, 뜨거움과 차가움 사이에 있다. 콘야(터키 내륙 도시)에 있는 초록색의 회교 사원은 춤추는 수피교 수도승들의 성스러운 성지 가운데 가장 대표적인 곳으로, 이곳에 있는 수도승들은 끊임없이 그들의 사원 주위를 도는데, 이것은 모든 창조물이 하나로 통합됨을 상징한다.[4] 인도의 세 신들 중에서, 초록은 세상의 수호신인 비슈누와 관련이 있다.

중세의 기독교적 상징은 희망의 원형인 예수의 초록 십자가이다. 중세 기독교인들은 자신들의 희망을 라틴어 문장인 "십자가는 내 유일한 희망"이라는 말로 표현했다. 초기 기독교인들은 그리스어로 '초록(chloros)'에 해당하는 단어의 처음과 마지막 철자가 믿음과 관련되어 있음을 알아냈다: Christus Soter("그리스도는 구원자이다").[5] 일부 민요는 초록을 희망의 표현으로 찬양한다. 독일의 크리스마스 노래 "오, 크리스마스 나무야, 오, 크리스마스 나무야, 언제나 푸른 너의 잎……"에 그러한 예가 잘 드러난다. 초록색이 가진 희망과 불변함은 언제나 우리에게 힘과 편안함을 준다.

초록은 또한 수용과 애정의 색이다(고대 북유럽의 문자인 독일 룬 문자에서 '초록'은 '우연한 만남'을 의미한다). 초록은 상반된 것들의 균형을 상징하고 평화를 창조한다.

파랑
― 목구멍 차크라

인도 신화에서 우리는 파랑색의 유래를 알 수 있다. "세상이 우주의 바다에서 창조될 때, 표면에 나온 첫 물질이 우주가 가지고 있는 뱀의 독이었다. 그 독은 인간이나 천사 혹은 악마들에 의해 해독될 수 없었다. 또한 그것은 우주의 파괴적 힘이었기 때문에, 신에 의해서도 해독될 수가 없었다. 이 독을 삼킬 수 있는 존재가 단 하나 있었는데, 그는 우주의 파괴적인 힘이며 우주적 인간으로 모든 존재의 기원인 쉬바라는 신이었다. 쉬바가 그 독을 삼켰을 때, 그 독은 그를 옥죄었고 그의 목은 완벽하게 푸른색으로 변했다. 이렇게 하여 푸른색이 나타나게 되었다. 그 결과로 뱀의 독은 암리타(불로불사의 음료, 감로)로 변화되어 영생의 물이 되었다."[1]

이 신화는 파랑색이 신비한 색이라는 것을 분명하게 보여 준다. 파랑은 뱀의 독이 신의 선물이 되었을 때 창조되었다(독일어로 '선물'이라는 단어는 '독'을 의미한다).

다른 색들과 마찬가지로, 파랑도 이중적이다. 진실과 충성을 나타내지만, 한편으로는 차가움과 기만을 나타내기도 한다('얼음 같이 차가운 파랑', '우울을 노래하다', '너의 얼굴이 파랗게 질릴 때까지 말한다'). 그러나 파랑은 또한 경이로움을 표현하는 비밀스러운 색(푸른 달)이기도 하다. 파랑은 별자리 중에서 처녀자리에 속하고, 12궁을 나타내며, 성모 마리아를 의미하기도 한다. 칸딘스키(1866-1944. 러시아 출신 프랑스 화가)는 파랑을 '비세속적인 숭고함'이라 표현하였다.

남색
― 제3의 눈 차크라

남색은 파랑과 보라가 혼합된 색이다. 남색은 파랑의 양극성(파랑은 '빨강'에 대해 극성을 가진다)을 가지고 있으며, 또한 보라의 단일성도 가지고 있다(보라는 빨강과 파랑이 섞여 하나가 되었다).

남색은 '자아(ego, 양극성)'와 '자기(Self, 통합)'의 공존을 위한 적합한 상징이다. '자아-자기'의 축은 제3의 눈에서 완벽하게 나타난다. 자아의 의지는 자기의 의지와 하나가 된다.

남색은 깨어남에서 수면으로, 수면에서 깨어남(잠이 깰 무렵과 꾸벅꾸벅 조는 상태는 같다)으로, 꿈에서 현실로, 현실에서 꿈으로의 변환을 상징한다. 이렇듯 무의식에 매우 가까운 상태에서부터 깊은 통찰력이 생겨나는데, 그것이 바로 제3의 눈의 특징이다.

남색은 명상, 신비주의, 종교, 공감을 나타낸다. 그것은 또한 우주적 지성과 지혜와의 결합을 상징하기도 한다.

보라
── 왕관 차크라

보라는 빨강과 파랑의 결합으로, 의미상으로, 가장 '낮은' 차크라(빨강)와 가장 '높은' 차크라(파랑)의 융합이다. 따라서 보라는 일반적으로 모든 차크라의 통합을 뜻한다.

통합과 융합은 다른 모든 것을 지배하는 왕관 차크라의 주제가 된다. 왕관 차크라에서 두 개로 분리되거나 파괴될 수 있는 것은 없다. 모든 것은 하나이다. 왕관 차크라에서 이원성은 있을 수 없다. 왜냐하면 왕관 차크라는 양극성으로 특징지어지는 표면적인 세계와는 관련성이 없기 때문이다. 왕관 차크라는 하나로 통합되는 피상적이고 비밀스러운 세계를 상징한다. 또한 모든 것을 표현하는 보라색은 왕관 차크라 안에서 하나가 된다. 우리는 이것을 남성성과 여성성의 양극성을 사용하여 나타낼 수 있다. 빨강은 남성성으로 여겨지는 반면 여성성으로도 비춰진다. 공격적인 화성의 붉음은 남성적인 색으로 비춰진다. 막스 뤼셔(Max Luescher) 박사는 색상 테스트(크로마 요법)에서 그것을 '충동적 정복심의 표현'이라 불렀다. 반면에, 땅을 나타내는 따뜻한 빨강은 여성적으로 보인다. 이러한 상황은 파랑에서도 유사하다. 차가운 푸른 하늘색은 남성적인 반면, 짙은 파랑(따뜻한 직관적인 파랑)은 여성적인 색으로 생각된다(뤼셔 박사의 색상 테스트에서는 그것을 '애정 어린 헌신의 표현'이라고 말한다). 보라는 빨강과 파랑 사이에 있는 모든 것들의 통합이며, 또한 여성성과 남성성을 포함하고 있다.

보라는 또한 뿌리 차크라와 왕관 차크라 사이의 통합을 의미한다. 보라는 한편으로는 뿌리 차크라와 같은 분화되지 않은 통합을 상징한다(빨강과 파랑은 혼합물처럼 분화되지 않은 하나이다). 그것은 창조의 시작과 같은 것이며, 모든 것이 하나의 큰 창조 이전의 혼돈 상태에 포함된다.[1] 또 다른 면으로, 보라는 왕관 차크라에 해당하는 것으로, 분화된 통합의 상징이다. 그것은 발달된 양극성의 통합이다(잉그리드 리델(Ingrid Riedel)은 이 분화되지 않은 통합을 자웅양성의 보라라고 부르고, 분화된 통합을 자웅동체의 보라라 부른다).[2]

결론적으로, 왕관 차크라와 연결된 보라는 하늘과 땅, 삶과 죽음, 주체와 객체, 긍정과 부정, 그리고 다른 모든 양극성들이 존재하는 모든 것의 통합이다. 모든 반대되는 것들이 ('모두'와 '아무것도 없음'을 포함하여) 왕관 차크라에 통합되어 있기 때문에, 이 상반된 것들은 그들 각자의 부정적이고 긍정적인 특성들을 잃게 된다. 긍정적, 부정적 가치들은 이 통합된 것들 속에 더 이상 존재하지 않는다. 이 모든 것들은 보라색으로 상징된다.

색채 명상

　집단 명상에서, 지도자는 아래의 문장을 천천히 읽어 주고 잠시 쉰다. 만약 당신이 혼자라면, 이것을 카세트 플레이어로 들을 수 있으며, 앉거나 누워서 편안하게 다음과 같은 여행을 그려 보는 것도 좋다.

　이른 아침에 당신은 여행을 떠난다. 당신은 붉은 양귀비꽃이 핀 들판으로 인도된다. 멈추어서 꽃의 붉은색과 땅의 붉은색이 자신에게 영향을 미치도록 해라. 붉은색 기운이 당신의 몸과 장기를 통해 흐른다. 당신은 실제로 양귀비꽃의 붉은색으로 가득 넘쳐흐른다. 당신은 자신을 어머니 대지와 연결하는 붉은 빛으로 둘러싸이게 한다. 당신을 받들고, 당신에게 자양분을 주고 에너지를 공급하는 대지에게 감사해라.

[침묵]

계속하여, 당신은 강에 도달한다. 시야가 트이면서 붉은 주황색 태양이 떠오르는 것을 본다. 눈부신 주황색 둥근 태양이 흐르는 강물에 조용히 반사된다. 멈추어서 주황색이 당신에게 영향을 미치도록 해라. 물에 반사되는 주황색을 호흡하면서, 이 에너지가 당신에게 스며들어 당신을 빛나게 하는 것을 경험하라. 대부분 물로 이루어진 당신의 몸은 이 주황색을 흡수한다. 이 색깔이 얼마나 자신을 자극하는지 느끼고, 물의 힘을 감지하라. 오랫동안 물을 쳐다보면서 자신이 주황색에 의해 활기차게 변형되도록 해라.

[침묵]

태양은 천천히 떠오르고 빛나는 노란색으로 변한다. 해바라기가 활짝 핀 눈부신 노란 들판으로 계속 걸어간다. 이 노란 빛을 흡수하여 깊이 들이마시라. 당신의 태양신경총은 노란 꽃들이 핀 들판에 널리 펼쳐져 있다. 정화의 불처럼, 노란 에너지는 그 모든 느낌과 감정으로 당신의 몸을 통해 타오른다. 의식적으로 자신을 태양과 꽃의 노란 빛에 노출시켜라. 황금빛 태양은 점점 따뜻해지고, 그것은 당신에게 내적 삶의 과정에서 발견되는 불을 상기시킨다.

[침묵]

길은 언덕까지 이어져 있다. 초록색 초원을 거쳐 숲의 가장자리까지 걸어라. 너도밤나무의 초록색 차양 아래에 멈추어라. 섬세한 초록 잎들의 나뭇가지들이 당신을 부드럽게 둘러싼다. 바람이 잎사귀를 통해 조용히 속삭인다. 바람이 당신을 통해 부드럽게 불게 하라. 마음을 넓게 열고 초록색을 흡수하라.

[침묵]

그런 다음 산까지 더 걸어 올라가라. 푸른 하늘이 당신 머리 위에 아치 모양으로 펼쳐져 있다. 등을 대고 누워서, 하늘의 푸른빛이 당신을 둘러싸고 당신을 빛나게 하라. 이 하늘의 푸른색 안에서, 당신은 다른 세계의 실재와 만나고, 그것은 당신의 세속적 존재를 관통하여 당신을 치유한다.

[침묵]

당신은 계속 걷다가, 교회당 앞에 서 있는 자신을 본다. 그곳에 들어가서 제단 앞에 멈춘다. 남색 유리창은 방 안을 평화로운 분위기로 만든다. 이 남색을 들이마신다. 남색은 당신의 마음을 평화롭게 하고, 당신 안에 있는 신성한 세계에 대한 예감을 불러일으킨다. 당신 자신을 이 색깔의 에너지로 물들게 하라.

[침묵]

교회당 안으로 들어가라. 태양은 보라색 유리창을 통해 빛난다. 제단에는 아름다운 보라색 자수정이 있다. 당신을 보라 빛에 젖게 하라. 호흡을 통해 그것을 들이마시고, 어떻게 보라색이 당신의 몸 전체를 투과하는지 느껴보라. 당신은 여기에 머물 것이다. 모든 것은 아주 조용하고, 당신 내면의 모든 것은 고요하다. 당신은 도착했다. 당신은 여기에 있다. 당신은 신성한 존재 속으로 들어갔다.

[침묵]

다시 한 번, 보라 빛을 당신의 몸 속으로 흡수하라. 그런 다음 제단에 빛나는 남색을 지나서 바깥의 푸른 하늘을 보라. 당신 위에 있는 너도밤나무 잎으로 된 초록색 지붕을 보면서, 천천히 산을 내려오라.

숲을 떠나서, 해바라기가 핀 노란 들판을 보라. 강가에 멈추어 저무는 태양이 선명한 주황색으로 물든 물을 보라. 계속 걸어라. 저녁 빛에 불타는 양귀비꽃을 보라. 이제 내면적 현실감에서 벗어난다.

조금 움직이면서 눈을 뜬다. 바깥의, 가시적 현실을 인식하라. 내면의 현실과 가시적 현실을 조화시키는 수련(47페이지 그림 4)을 하고 일상의 현실로 되돌아오라.

제4부

차크라와 내면의 동물들

개인의 차크라 동물들

　우리가 이야기를 시작하고 있을 때였다. 서른 살의 여인이 "오늘 이상한 경험을 했어요."라고 말했다. 그 여인은 "나는 독수리 꿈을 꾸었어요. 그리고 깨어나, 나는 독수리 꿈을 꾸었을 뿐 아니라 내가 독수리였다는 것을 알았답니다. 나는 손발 대신 날개를 가지고 있었어요. 나는 근육을 어떻게 펼치는지, 그리고 어떻게 날개를 힘차게 움직이는지를 느껴 알고 있었어요. 나의 몸은 깃털로 덮여 있었고, 다리 대신 갈고리 발톱을 가지고 있었어요. 입 대신에 강력하고도 굽은 부리를 느꼈고, 눈은 다른 것들을 보다 날카롭게 볼 수 있었답니다. 심지어 나는 아주 멀리 있는 것도 자세히 알 수 있었습니다. 나는 독수리였어요!"

　이 여인이 자신의 경험을 나에게 말했을 때, 나는 일곱 마리의 갈가마귀 동화와 동물로 바뀐 사람들에 관한 다른 동화들이 생각났다. 그리고 또한 내가 만났던, 아주 유사한 경험을 한 아메리카 원주민 주술사들이 생각났다. 그들은 나에게 이러한 경험을 실감나게 이야기했지만, 나는 그들이 정말 동물로 변신했는지, 아니면 극히 현실감 있는 내면적 경험을 한 것인지 알 수가 없다. 나는 또한 스위스의 한 마을에 살고 있는, 한쪽 귀가 없기 때문에 머리에 항상 스카프를 쓰고 다니는 여인을 생각했다. 소문에 의하면 그녀는 자신을 토끼로 변신시키는 능력이 있다고 했다. 사람들은 사냥꾼의 총에 그녀의 귀가 하나 날아갔다고 한다.

나도 역시 꿈속에서 동물을 만나고, 꿈속에서 다른 사람들이 나에 대해서 말을 한다. 이들 꿈속에는 고양이, 개, 개구리, 뱀, 코끼리, 곰, 말, 호랑이, 사자, 전갈, 여우, 토끼, 물고기, 새, 곤충, 파충류 등 기거나 나는 모든 동물들이 있다.

내가 동물을 꿈꾸거나, 심지어 내가 때때로 동물이 되기도 하는 꿈을 꾸게 되면, 깨어나서 그 동물처럼 느끼도록 노력해 본다. 그렇게 했을 때, 나는 자신이 곰이나 독수리 또는 고래나 뱀으로 경험하는 것이 실제로 가능하다는 것을 알고는 놀란다.

나는 한때 그것이 그냥 놀이가 아니라, 동화에서처럼 이들 동물들이 내면의 조력자일 수 있다는 것을 아주 인상적으로 경험한 적이 있었다. 나는 주술사의 약한 북소리에 맞추어 알파 상태(잠든 것과 깨어 있는 것의 중간 상태)에 몰입해서 동물을 상상하는 무속 과정에 참여한 적이 있었다. 나는 내 이름 때문에 (아놀드(Ar-nold)는 '독수리를 지배하는 사람'이라는 의미) 항상 독수리를 좋아해서, 내가 독수리를 상상한다고 생각했다. 그러나 놀랍게도 나의 내면에서는 크고 우람한 갈색 곰이 나타났다. 그 무속 과정 전체에서 나는 곰이었으며, 무엇보다도 곰의 게으르고 편안한 면을 경험했다. 그 상태는 내가 명예로운 위원회의 직책에 후보자로 지명되어 참석하였을 때, 그 회의에서 나에게 그 직책을 맡기기로 결정을 내린 후에도 계속되었다. 나의 야심에 찬 독수리적인 면은 그 직책이 아주 좋다고 생각하고 있었으나, 여전히 게으른 곰의 요소가 나에게 너무 많아 나는 거절했다.

그 후, 나는 나의 행위에 매우 화가 났다. 나는 위원회의 그 직책을 거부한 '이 멍청한 곰의 환상'에 화가 났다. 하지만 몇 주 후에, 시간상으로나 에너지상으로나 그 직책은 나로 하여금 비용을 치르게 하는 그런 힘든 작업임을 알게 되었다. 나는 그것을 거부한 것이 아주 행복했다. 오늘까지도 나는 내가 잘못된 결정을 내리는 것을 막아 준, 나의 기분 좋고 편한 게으른 곰에게 감사한다.

우리는 또한 뿌리 차크라의 코끼리, 양극성 차크라의 리바이어던, 태양신경총 차크라의 숫양, 가슴 차크라의 영양, 또 한 번 목 차크라의 코끼리와 같이 차크라 상징으로서 동물들을 만난다. 이 동물들은 각 개인의 차크라에서 심리학적 의미를 지닌다. 네 개의 하부 동물들은 흙, 물, 불, 공기 원소를 상징적으로 나타낸 것이다.

동물들의 원소들은 상징화되어 점성술에서도 사용된다. 황소(Taurus)는 흙을, 독수리(또는 전갈, 용=Scorpio)는 물을, 사자(Leo)는 불을, 그리고 인간(Aquarius)은 공기를 나타낸다(인간은 이 경우 동물로 취급된다).

성서에서, 이들 원소들을 일컫는 동물들은 신의 신성한 보호자이자 우주의 원형이다.[1] 그러므로 동물들은 신에게 직접적으로 속해진다. 그들은 신성을 공유한다.

우리는 꿈속에서, 상상 속에서, 차크라의 상징에서, 점성술(1년은 동물들의 순환으로 묘사된다: 그리스 12궁도)에서, 그리고 12궁도에 나오는 동물들과 동일한 성서 속의 4마리 동물들에서 그 동물들을 만난다.

차크라 상징의 동물들이 각 차크라의 객관적 대표자로 특정 차크라와 관련이 있는 반면, 우리의 꿈속에서나 상상 속에서의 동물은 주관적 특성을 지닌다. 그들은 우리의 아주 개인적인 동물들이다. 1980년대에 미국의 심리학자 갈레고스(E. S. Galegos)는 차크라를 전통적으로 차크라를 상징하는 동물로 설명하는 대신, 각 개인이 나타내는 개인적인 동물을 각 차크라에 연결시켰다.[2]

개인적인 차크라 동물과 함께 작업하는 것은, 각 개인이 자신을 점성술이나 차크라의 색에 적용하여 작업하는 것과 아주 유사하기 때문에 의미가 있다. 전형적인(본래의) 천궁도 외에 개인적인 천궁도도 있다. 이것은 탄생의 실제 시간과 장소를 계산하는, 그리고 우리의 개별화 과정의 출발점을 계산하는 것으로, 각 개인의 천궁도를 대면하기 위해서는 전형적인 12궁도의 상징을 사용해야 한다.[3]

차크라의 '전형적인' 색깔에 더하여, 무지개 색깔과 비교했을 때 각 차크라의 현재 상태에 관한 정보를 제공하는 개인적인 색도 역시 존재한다. 우리는 개인적인 차크라 동물을 찾기 위해 전형적인 '본래의' 차크라 동물을 사용할 수 있다. 예를 들어, 우리가 뿌리 차크라에서 코끼리 대신 나이팅게일을 대면한다면, 우리는 아마도 흙의 원소에 대한 우리의 관계에 대해, 그리고 이 세상의 현실에서 우리가 어떻게 근원을 가지는지에 대해 의문을 가질 것이다.

내가 다른 사람들에게 자신의 개인적인 차크라 동물과 대면하도록 격려하기 시작했을 때, 나는 매우 놀랐다. 그들은 예외 없이 무의식에 관한 이 접근에 대해 매우 긍정적으로 반응했다. 나는 우리가 이들 동물들을 상상해야 할 필요가 없다는 것을 재빨리 깨달았다. 왜냐하면 그들은 이미 여기에 있으며, 우리가 그들에 대해 관심을 가지자마자 그들은 자신을 드러냈기 때문이었다.

우리가 우리의 생애에서 이들 동물들을 어느 정도 우리 자신에게 포함시킨다면, 개인적인 차크라 동물들은 우리의 상상 속에 있는 무의미한 이미지가 아니라, 우리가 그들을 통해 상상할 수 있는, 그들의 내면의 상태에 관한 어떤 것을 우리에게 이야기해 주는 우리 내면의 조력자라는 것을 알 수 있을 것이다. 이들 동물들 중의 하나가 문제가 있는 것처럼 보인다면, 우리 자신을 그들의 위치에 놓고, 그들을 우리의 다른 개인적인 차크라 동물들과 연결시킬 수 있다. 그런 다음 우리는 그들이 어떻게 변화와 치유를 가져오는지를 경험할 수 있다.

갈레고스는 여러 가지 흥미로운 예를 인용한다. 한 예는 긴장되고 딱딱한 목소리를 가진 여인에 관한 것이다. 그녀는 자신의 목구멍 차크라에서 쥐를 상상했다. 이 여인이 쥐에게 필요한 것이 무엇인지를 물었을 때, 쥐가 말하기를 그녀의 목구멍이 너무 작아서 좀 더 크게 만들 수 없는지를 물었다. 그녀는 상상 속에서 목구멍을 계속해서 늘였고, 그녀의 목소리는 꽉 차고도 깊어졌다.[4]

상상을 할 때는, 원하는 생각에 의해 상상이 영향 받지 않고 동물들이 그냥 오도록 해야 한다. 우리가 그것을 즉각 이해하지 못한다 하더라도, 모든 동물들이 자발적으로 오는 것이 중요하다. 만약에 '조랑말'이 어느 순간에 나타난다면, 우리는 그것에 대해 걱정할 필요가 없다. 그것은 곧 사라져 버리고 '진짜' 동물을 위한 공간이 만들어질 것이다.

우연히, 동물 대신 물체가 우리의 무의식에서 떠오를 수도 있다. 예를 들어, 12살 된 소년은 포크와 숟가락을 상상했다. 그 학생에게 상상 훈련을 시킨 선생님이 포크와 숟가락 다음에 무엇이 나타났는지를 물었을 때, 소년은 "저는 그것들을 사용해서 스파게티처럼 무지개를 걷어 올려 먹을 수 있었어요."라고 말했다.[5]

이 상상 훈련은 그의 나이에 적합한 신체, 마음 그리고 영혼의 적절한 균형을 찾기 위해 소년이 무지개(정신 전체의 상징)를 내면화하는 과정에 있었다는 것을 분명하게 드러냈다.

내면의 동물과의 만남

어떻게 당신의 개인적인 차크라의 동물을 대면할 것인가? 우선,

- 편안하게 앉거나 눕는다. (집단으로 이런 상상 훈련을 한다면, 이완 훈련을 하거나 낮은 북소리를 들음으로써 자신을 알파 상태로 둘 수 있다.)

- 주의를 뿌리 차크라에 집중하고, 그곳에 살고 있는 동물에게 자신을 드러내도록 요청한다. 그 동물에게 충분한 시간을 주라. (어떤 동물은 소심해서 조금씩만 자신을 드러낸다.) 주의해서 그 동물의 행동을 관찰하라.

- 동물과 접촉하여 필요한 것이 무엇인지 물어라.

- 당신의 상상에서, 그 동물에게 필요한 것을 주도록 노력하라.

- 그 동물이 당신에게 필요한 무엇을 주려고 하는지 물어라.

- 그 동물이 당신에게 무엇인가를 주면, 감사하게 받아라.

- 더 이상 질문할 것이 없으면, 동물에게 안녕을 고하라.

- 다음 차크라로 계속하여, 그곳에 살고 있는 동물이 자신을 드러내도록 요청하라. 두 번째도 그리고 다른 차크라에 대해서도 뿌리 차크라에서 했던 것과 같은 접근법을 사용하라. (순서는 엄격하게 지키지 않아도 된다. 예를 들어 태양신경총 차크라에서 시작할 수

도 있고, 양극성 차크라나 뿌리 차크라에서 시작할 수도 있다. 그러나 일반적으로 보다 낮은 차크라부터 시작해야 한다.)

- 왕관 차크라에 도달했을 때, 다시 한 번 당신의 일곱 차크라 동물들을 모두 기억하고 당신과 접촉한 것에 대해 그들에게 감사를 표한다.

당신 자신의 내면의 동물들을 신중하게 대함으로써 당신은 삶의 질을 새롭게 할 수 있다. 융은 "모든 개인들이 그들의 내면의 동물들과 더 좋은 관계를 가진다면, 삶에 있어 보다 높은 가치를 세울 것이다."라고 말했다.[6]

치유의 원

때때로 동물은 평범하지 않는 장소(뿌리 차크라에 살고 있는 새, 혹은 왕관 차크라에 살고 있는 말)에 살지도 모르며, 혹은 동물들이 평범하지 않거나(신체 장애자이거나, 아프거나, 두려워하거나, 공격적이거나), 혹은 동물들과의 대화에서 문제들이 명확하게 정리되지 못할 수도 있다. 정말 그렇다면, 각 동물들에게 치유를 하기 위해 둥근 원을 만들고 싶어 하는지, 그리고 지금 그것을 해도 좋은지 개별적으로 물어보라.

만일 동물들이 좋다고 하면, 지금 치유를 위한 준비가 되어 있는지 왕관 차크라의 동물에게 물어보라.

만일 왕관 차크라의 동물이 이에 동의하면, 이 모임이 개최되어야 하는 장소와, 또 다른 동물들을 모임에 초대해도 좋은지를 왕관 차크라 동물이 결정하게 하라.

동물들이 모임 장소로 올 때에 그들을 관찰하라.

그들이 어떻게 원을 만드는지, 그리고 그 원에서 누가 누구 옆에 앉거나 눕는지 살펴보라. 몇몇 동물들은 나무 위를 더 좋아한다.

당신 역시 원 안에 있다. 당신의 장소(위치)는 어디인가? 누가 당신 옆에 앉는가? 누가 당신 맞은편에 앉는가? 동물들을 환영하라. 동물들에게 와 준 것에 감사하고, 당신이 원의 한 부분이 되라. 지금 당신이 무엇을 근심하고 있는가를 동물들에게 말해 주라. (예를 들면, "늑대, 나는 너를 두려워한다!", 또는 "나이팅게일, 네가 나의 뿌리 차크라에 사는 것은 나를 성가시게 한다." 등) 그리고 나서, 그 동물들과 다른 동물들로부터 반응을 기다려라. 동물들이 이야기하고 활동하도록 하라. 이 동물들이 얼마나 현명하며, 그리고 나서 그들이 우리의 풀 수 없는 문제들을 어떻게 해결하는가를 배우는 것은 아주 놀라운 일이다.

동물들이 잘못된 무엇인가를 하고 있다는 인상을 가지는 경우에는 그들에게 그것을 이야기하라. 만일 한 마리 동물이 당신을 해치고(또는 잡아먹고) 싶어 하면, 그것을 허락하지 마라. 비록 동물들이 우리보다 현명하고, 우리가 우리 자신에게 어떻게 할 수 없는 것을 도와 줄 수는 있지만, 그들은 우리 집의 통치자들이 아니다. 그들은 우리의 내적 협력자들이다. 우리는 손아귀에 왕권을 쥐고 있다. 그러나 동물들이 우리를 해치고 싶어 할 때(이것은 아주 드문 경우이다)만 우리의 권위를 나타내야 한다. 공격적인 동물들은 치유를 하기 위해 원 모임을 하는 동안 (또는 후에) 빈번하게 도움이 되는 동물들로 변한다.

만일 더 이상의 질문이 없다면, 동물들에게 감사하라. 그리고 그들을 평화롭게 놔두라.

제5부

차크라의 서구적 해석

성서에서의 차크라의 길

신약 성서에서 예수를 우리의 '표본'이라고 말할 때, 그리고 우리가 '그의 발자국 안에서'[1] 걸을 수 있다고 말할 때, 그것은 예수의 길이 우리 자신의 원형이라는 것을 표현한 것이다.

융은 "그리스도는 구체적이고 개인적인 그만의 독특한 삶을 살았다. 그것은 모든 본질적인 형상들 안에는 원형적 형상이 동시에 존재한다는 것을 말한다. 그리스도의 삶은 높은 수준의 원형이기에, 그것은 원형의 삶 바로 그 수준을 나타낸다. 그리고 원형은 모든 인간에게 있어서 삶의 무의식적 필수 조건이므로, 원형의 삶이 드러날 때, 모든 개인의 감추어진 지상에서의 삶도 드러난다. 바꾸어 말하면, 그리스도의 삶에 일어난 것은 무엇이든지 항상 어디에서도 일어난다. 기독교인의 원형에는 이러한 종류의 모든 삶들이 제시되어 있으며, 반복되어 설명된다."[2] 그래서 예수의 길은 차크라의 상징에 반영된 것과 같이 우리가 가는 길의 원형이며, 개별화 과정의 원형이다. 차크라는 우리의 몸에 주어진 개별적 존재의 길을 위한 '기억의 근원'일 뿐만 아니라 예수의 길이기도 하다.

뿌리 차크라는 예수가 전적으로 인간이었으며 모든 일반적인 육체적, 감정적인 충동들, 그리고 모든 가족과 사회적인 유대를 가지고 있었다는 사실을 우리에게 상기시킨다.

양극성 차크라는 예수가 또한 무의식의 힘들을 알고 있었다는 것을 우리에게 상기시킨다. 그는 '악한 생각들'은 마음(그것은 무의식의 마음을 의미한다)[3]에서 나와 의식에 스며든다는 것을 알았다.[4]

태양신경총 차크라는 예수를 괴롭히고, 그를 위해 준비된 길로부터 그를 벗어나게 하려고 했던 유혹들에 대한 예수의 직면을 우리에게 상기시킨다.[5]

가슴 차크라는 예수가 적의에 가득 찬 내적 힘들을 역동적인 양극성으로 합치면서, 여러 번 이들 유혹들을 극복했다는 것을 우리에게 상기시킨다.

목구멍 차크라는 예수의 말[6]과 행위들[7]이 영원한 천국을 반영하는 것으로, 세상의 삶은 일시적이라는 것을 우리에게 상기시킨다.

제3의 눈 차크라는 예수가 그의 진실된 자기(Self)의 의지('신의 의지')를 지각하고 수행하기 위해 끊임없이 그의 내면의 목소리를 들었다는 것을 우리에게 상기시킨다.

왕관 차크라는 예수가 그의 세상에서의 삶의 모든 경험을 하늘에 가져가 신과 함께 그 자신을 통합한 것을 우리에게 상기시킨다. 차크라 명상에서 우리는 예수의 이러한 단계들을 개인적으로 경험할 수 있다.[8] 다음에 나오는 명상은 이러한 접근을 위한 지침들을 제공하고 있다.

뿌리 차크라 : 땅에 뿌리내린

주의를 뿌리 차크라에 향하고, 자신이 지구와 세계에 뿌리내림의 상징이라는 것을 상기하라.

당신처럼 예수도 지구와 세계에 뿌리를 내리고 있었다. 그는 특정한 나라에서 특정한 시간에 살았다. 그는 한 가족과 어떤 특정한 사람들에게 소속되어 있었다. 그에게는 조상들, 친척들과 친구들이 있었고, 학교에 다녔고, 기술을 배웠다. 당신과 꼭 마찬가지로 예수는 즐거움을 가졌고 일상적인 삶에서 어려움에 부닥쳤다. 어떤 사람들은 그를 이해했고, 어떤 사람들은 그를 오해했다. 예수가 살았던 세상도 기회를 이용하고자 하는 사람들에겐 가능성으로 가득 찬 세계였다.

예수처럼 당신 역시 결과적으로 지구를 발전시키고 보존하는 데 공헌하면서, 당신의 가능성과 능력에 상응하는 이루어야 할 일들과 관련되어 있다.

뿌리 차크라 명상

"주의를 뿌리 차크라로 향하고, 그것이 꽃처럼 활짝 피어나는 것을 상상하라. 빨간 빛이 당신의 열린 차크라를 통해 당신에게 흘러 들어간다. 생각하거나 말하라. "예수처럼 나는 땅에 뿌리를 내리고 있다."

[침묵]

양극성 차크라 : 양극성 사이에 펼쳐진

양극성 차크라에 당신의 주의를 향하고, 그것은 우리 인간이 어떻게 양극성 사이에 펼쳐져 있는지를 나타내는 상징임을 자신에게 상기시켜라. 예수도 모순되는 세계를 살았고 그 세계를 경험했다. 심지어 12살 때 그는 그가 복종할 것을 기대했던 부모님의 외적인 소리 외에, 더 나은 내면의 목소리가 존재한다는 것을 경험했다. 당신처럼 예수는 다른 사람들이 그에게 기대했던 것과 신이 그를 불러 행하라고 한 것 사이에 갈등을 경험했다.

세례를 받게 되었을 때 예수도 모순되는 신으로서 신을 경험했다. 신은 그에게 "너는 나를 기쁘게 하는 나의 가장 사랑하는 아들"(마가 1:11)이라고 말한 은총의 신과, 그를 황야로 내몰아 사탄이 그를 유혹할 수 있도록 한 어두운 신으로서 경험되었다.[9]

예수도 그 자신 안에서 이 대립을 경험했다. 그도 당신과 나처럼 "죄 있는 몸으로"(로마서 8:3) 만들어졌다고 쓰여 있다. 이것은 그가 무의식의 힘을 알고 있으며, 당신과 나처럼 양극성 사이에 놓여 있다는 것을 의미한다.

양극성 차크라 명상

주의를 양극성 차크라에 향하고, 그것이 꽃처럼 활짝 피어나는 것을 상상하라. 주황 빛이 열린 차크라를 통해 당신에게 흘러 들어간다. 생각하거나 말하라. "예수처럼 나는 두 양극성 사이에 펼쳐져 있다."

[침묵]

태양신경총 차크라 : 양극이 합일된

주의를 태양신경총 차크라에 향하고, 그것은 상반되는 것들의 합일 과정이라는 것을 자신에게 상기시켜라. 예수는 "우리들처럼 유혹을 당했었다."(히브리서 4:15). 당신과 내가 아는 것처럼, 그는 어떻게 유혹을 견뎌야 하고, 적어도 어떻게 저항해야 하는지를 알았다. 그는 이 유혹에 저항하고, 그 자신의 길을 택했다. 그 길은 그가 가고자 했던 길이다.

당신과 내가 아는 것처럼, 예수도 한 단체 혹은 다른 정당에 충성을 다할 것을 선언하고 반대편과 싸우는 일방적인 유혹에 대해서도 알고 있었다. 아직도 예수는 이 유혹에 저항하며, 자신의 내면의 극성들을 융화시키면서 그 자신의 길을 택하고 있다. 그렇게 함으로써 그는 그를 둘러싼 세계에서 양극성들의 융화에 공헌한다.[10]

[침묵]

태양신경총 차크라 명상

주의를 태양신경총 차크라에 향하고, 그것이 꽃처럼 활짝 피어나는 것을 상상하라. 노란 빛이 열려 있는 차크라를 통해 당신에게 흘러 들어간다. 생각하거나 말하라. "예수처럼 나도 일방적이 되려는 유혹에 저항한다."

[침묵]

가슴 차크라 : 평화를 경험하며

주의를 가슴 차크라에 향하고, 그것은 역동적인 양극성으로 평화를 위한 상징임을 당신 자신에게 상기시켜라.

예수는 순응하려는 유혹을 견디며, 양극화하려는 유혹에 저항하면서, 상반되는 극들을 역동적인 양극화에 통합시켰다. '평화'는 추상적인 '평온'과는 아주 다르며, 그것은 극들의 강렬한 긴장에 의하여 특징지어진 에너지이다. 예수는 사고와 감정, 감각과 직관, 외향과 내향, 남성성과 여성성, 가난과 부유, 허기와 포만, 고통과 안녕, 분노와 사랑, 슬픔과 기쁨, 불행과 행복, 죽음과 삶 등 양극들의 너머에 있다. 양극으로서의 평화는 그의 가슴의 역동적인 규칙이다.

당신과 나 또한 우리 내면의 상반되는 것들을 통합시키는 것이 가능하므로 자주 이 평화를 경험할 수 있다. 그러면 신의 평화가 우리의 가슴을 관리하게 된다.

가슴 차크라 명상

주의를 가슴 차크라에 향하고, 그것이 꽃처럼 활짝 피어나는 것을 상상하라. 초록빛이 열린 차크라를 통해 당신에게 흘러 들어간다. 생각하거나 말하라. "예수처럼 신의 평화가 나의 가슴을 다스린다."

[침묵]

목구멍 차크라 : 상징과 만나기

주의를 목구멍 차크라에 향하고, 그것이 이 세계와 초자연적인 실재와의 상호 관계를 위한 상징임을 당신 자신에게 상기시켜라.

예수에게는 이 세상의 여러 표상들이 천국의 비유들이었다. 예수 자신은 공존을 위한 원형이며, 인간과 신의 실재 사이의 관계를 상징한다. 그는 완전하게 인간이고, 세상적인 것과 인간적인 것 모두의 일부이다. 그러나 그는 또한 완전하게 '신'이며, 천상과 신성과 같은 모든 것의 일부이다. 이 그리스도의 실재가 당신에게 영향을 미치고, 지상의 모든 것을 점차적으로 인식하도록 하면, 당신은 "신의 영혼에 의해 영광으로부터 영광에까지 같은 이미지로 바뀔 것이다."(고린도후서 3:18)

목구멍 차크라 명상

주의를 목구멍 차크라에 향하고, 그것이 꽃처럼 활짝 피어나는 것을 상상하라. 파란 빛이 열린 차크라를 통해 당신에게 흘러 들어간다. 생각하거나 말하라. "예수처럼 나는 이 세상에서 천국을 발견한다."

[침묵]

제3의 눈 차크라 : 내면의 의지를 가진 사람이 되기

주의를 제3의 눈에 향하고, 신의 의지를 가지는 것이 당신 내면 의지의 상징이라는 것을 자신에게 상기시켜라.

예수의 삶은 그의 의지와 신의 의지 사이에 조화를 이룬 것이 특징이었다. 그러므로 그는 다음과 같이 말할 수 있었다. "나의 양식은 나를 보내신 이의 뜻을 행하며 그의 일을 온전히 이루는 것이다."(요한복음 4:34). 또한 "내가 천국에서 내려온 것은 내 뜻을 행하려 함이 아니라, 나를 보내신 이의 뜻을 행하려 함이다."(요한복음 6:38). 그러므로 예수의 일은 신의 목소리를 의미하는 그 자신의 진정한 목소리와의 조화 속에서 행해지고 있는 것이다.

그러면 어떻게 해야 우리 자아의 의지와 신의 의지 사이에 조화가 이루어질 수 있겠는가? 기도 안에서. 기도하는 사람은 기도 안에서 신과 싸우며, 자신 안에 있는 신이 승리할 때 그도 승리한다. '신과의 싸움'이 얼마나 극심할 수 있는지는 겟세마네 동산에서 예수의 기도 싸움에서 볼 수 있다. 여기에서 예수는 전적으로 인간이었다.

제3의 눈 차크라 명상

주의를 제3의 눈에 향하고, 그것이 꽃처럼 활짝 피어나는 것을 상상하라. 남색 빛이 열린 차크라를 통해 당신에게 흘러 들어간다. 생각하거나 말하라. "예수처럼 나는 내면의 목소리에 따른다."

[침묵]

왕관 차크라 : 신과의 결합

주의를 왕관 차크라에 향하고, 그것이 신과의 결합을 상징한다는 것을 자신에게 상기시켜라. 신과 결합한다는 것은 예수가 천국으로 승천하는 것을 의미한다. 예수는 지상과 지하의 삶을 살면서 그 자신 안에 통합한 모든 것을 천국으로 가져갔다. 천국으로의 승천은 인간으로서의 그의 행동에 반대되는 것이다. 인간이었을 때, 그는 지상에 천국을 가지고 왔다. 천국으로 승천했을 때, 그는 변형된 지상을 천국으로 가져갔다.

당신은 당신 안에 살아 있는 그리스도와 접촉하면서 자신의 깊은 곳으로 내려갈 수 있다. 낮 동안 분열되고 억압된 모든 것을 당신의 내면으로 가져올 수 있으며, 그렇게 하는 것은 당신의 전체를 발견하기 위하여 당신을 받아들이는 것이 될 것이다. 부활한 그리스도는 우리 자신의 진정한 자기(Self)의 원형으로서 우리 안에 살아 있으며, 우리는 신 안에서 통합된다.

왕관 차크라 명상

주의를 왕관 차크라에 향하고, 그것이 꽃처럼 활짝 피어나는 것을 상상하라. 열린 차크라를 통해 당신에게 보라 빛이 흘러 들어간다. 생각하거나 말하라. "예수처럼 나는 신 안에서 살고 일한다."

[침묵]

차크라 명상과 같은 주기도문

심층심리학과 차크라 명상의 시각에서 쓴 나의 책 『주기도문(Lord's Prayer)』에는 내가 어떻게 주기도문 차크라 명상을 발견하였는가에 대한 자세한 설명이 있다. 그리고 그 이후 많은 시간이 지났다. 그 동안 적지 않은 사람들이 주기도문 차크라 명상의 경험을 통해 주기도문에 새롭게 접근하는 방법을 발견하였다. 그들은 주기도문을 이해하기 위해, 주기도문을 사랑하기 위해, 그리고 새로운 방법으로 기도하기 위해 이를 익혔다. 이러한 연유로, 주기도문 차크라 명상이 여기 이 책에 기재될 수 있었다.

예수는 이 기도를 그의 메시지를 통해 새로운 방법으로 신을 만나고자 하는 사람들을 위해 가르쳤다. 그 사람들은 일상의 삶의 현실에서 활짝 깨인 감각으로 살았으며, 세상에 뿌리를 내리고 있었다. 어부, 농부, 가정주부, 동업자, 자유를 위해 싸우는 사람, 협력자로서 그들은 세상 속에 살았고, '흔들림 없이 서 있는' 그 무엇인가에 가치를 두었다. 이것이 바로 '아멘(Amen)'의 의미이다. 그래서 그들은 "아멘"이라고 기도했다.

이 아멘 세상의 한가운데에서, 일상생활의 한가운데에서, 신은 예수를 통하여 그들에게 말했고 그들의 심중을 울렸다. 예수와의 만남을 통해, 그들은 새로운 빛으로 그들의 삶을 보았다. 그들은 자신들이 한쪽으로 치우쳐져 있으며 구원이 필요하다는 것을 알았다. 자신들이 사회적으로는 잘 살고 있음에도 불구하고 삶의 목적에는 미달하는 '죄인들'이라는 것을 깨달았다.[1] 그들은 영혼 깊이 "악에서 구하소서."라고 하느님께 소리치며 구원을 간구했다.

그들은 예수를 따르기로 결심한 사람들이었다. 그 과정에서, 그들은 그것이 쉬운 길이 아니라는 것을 발견했으며 계속 유혹과 직면했다. 그러한 유혹에 굴복당할 뻔한 위기도 경험했다.[2] 그래서 그들은 "우리를 유혹에 빠지지 않게 하시고"라고 하느님께 빌었다.

그러나 예수의 현존에서, 그들은 하느님이 그들의 단점을 몇 번이고 용서한다는 것을 경험했기에, 그들 또한 다른 이들을 용서하는 법을 배우게 되었다.[3] 그래서 그들은 다시 한 번 하느님께 "우리가 우리에게 죄지은 자를 용서하듯이 우리의 죄를 용서하시고."라고 되풀이하여 기도하였다.

예수의 현존에서, 그들은 또한 세상의 양식이 결코 부족하지 않음을 경험해 왔다.[4] 하느님은 배고픈 자를 위해 충분한 양의 빵을 주었다.[5] 그들에게, 세상의 빵은 그들의 영혼이 필요로 하는 천국의 빵의 은유가 되었으며, 같은 방식으로 그들의 몸은 세상의 빵을 요구했다.[6] 그리고 그들은 세상과 천국의 빵 모두를 의미하는 "오늘 우리에게 일용할 양식을 주시고."라고 기도했다.[7]

예수의 현존에서, 그들은 하느님의 왕국을 갈망하였고, 그들의 예수는 그들 안에서 숨 쉬면서 계속하여 말하였다. 그들은 그들의 왕국이 하느님의 의지가 있는 곳이면 언제 어디서나 생길 수 있다는 것을 깨달았다. 그래서 그들은 "그 나라가 임하시며, 아버지의 뜻이 하늘에서와 같이 땅에서도 이루어지소서."라고 기도했다.

예수의 현존에서, 그들은 궁극적으로 새로운 방식으로 하느님과 친밀해졌다. 그들은 사랑하는 아버지처럼 하느님을 신뢰하는 법을 배웠다. 그러나 그들은 하느님이 일상생활에서 '천국'을 경험하게 해주고, 친근한 방법으로 그들에게 헌신하는 단지 평범한 '아빠'만은 아니라는 것을 깨달았다. 이 하느님은 우주를 다스리며, 천사들이 그의 성스러움 앞에 얼굴을 가렸다. 그는 다른 신과는 많이 달랐다. 그들은 이 하느님은 지구상의 다른 어떤 경험과도 비교될 수도, 동등할 수도 없다는 것을 깨달았으며, 그의 '이름'은 항상 다른 모든 이름보다 앞서며, 말로 표현할 수 없다는 것을 깨달았다. 그래서 그들은 하느님께 "하늘에 계신 우리 아버지, 아버지의 이름이 거룩히 빛나시며."라고 기도했다.

앞에서 이미 언급한 바와 같이, 예수는 하느님을 경험했고, 그들 스스로 하느님을 만났던 사람들에게 이 기도를 가르쳤다. 결과적으로 그들은 되돌아보며 기도할 수 있었다.[8]

하늘에 계신 우리 아버지,

아버지의 이름이 거룩히 빛나시며,

그 나라가 임하시며,

아버지의 뜻이 하늘에서와 같이

땅에서도 이루어지소서.

오늘 우리에게 일용할 양식을 주시고,

우리가 우리에게 죄지은 자를 용서하듯이

우리의 죄를 용서하시고,

우리를 유혹에 빠지지 않게 하시고,

악에서 구하소서.

아멘.

그러나 수세기에 걸쳐 이 기도는 신의 계시로 또는 개인적으로 신앙의 경험을 가지지 않았던 많은 사람들도 암송하게 되었다. 결과적으로, 이 기도는 (때때로 신비한 어떤 것까지도) 단지 지루하게 암송되어 형식적인 문구가 되어 버렸다. 그래서 심지어는 하느님과 만나는 길을 준비해 온 사람들도 이 기도문으로부터 멀어지게 되었다. '주기도문 차크라 명상'에서, 사람들은 완전히 새로운 길로 예수의 기도를 만날 수 있었다. '아멘'으로 시작하는 주기도문은 당신이 전체가 되는 과정에서 이제껏 걸어왔고 지금도 걷고 있는 길을 회상시켜 주고 기억을 되살리게 해 준다. 주기도문 차크라 명상에서, 당신은 하느님과 당신 자신에게로 가는 길의 단계를 경험할 수 있다. 아래의 글은 명상에 대한 어떤 생각들을 떠올리게 할 것이며, 거기에 대한 도움을 제공해 줄 것이다.

주기도문 차크라 명상

뿌리 차크라 : 아멘

> 당신은 이 세상에 살고 있다.
> 당신은 지금 바로 이 순간에 살고 있다.
> 당신은 이 땅에 살고 있다.
> 이 땅은 당신의 어머니다.
> 당신은 땅이 자신을 받치고 있다는 것을 느낀다.
> 당신은 지금 있는 자리에서
> 땅에 굳게 뿌리내리고 있다.
> 당신은 지금 당신의 발 앞에 놓인 일을
> 집중하여 다룬다.

뿌리 차크라에 주의를 집중하고, 그것이 꽃처럼 활짝 피어나는 것을 상상하라. 빨간 빛이 그 열린 차크라를 통하여 당신에게 흘러 들어간다. 이렇게 하면서, 생각하거나 말하라.

"아멘"

양극성 차크라 : 악에서 구하소서.

당신은 분리된 세상 속에 살고 있다.
당신은 자신을 위협하는 사람들로부터
자신을 분리한다.
그러나 당신은 자신의 그림자에 의해서도
위협당한다.
당신은 그런 양극성이 악이라는 것을 안다.
그러므로 당신은 이러한 분리된 상태로부터
구원을 갈망한다.
당신은 전체가 되고자 갈망한다.

양극성 차크라에 주의를 집중하고, 그것이 꽃처럼 활짝 피어나는 것을 상상하라. 주황 빛이 그 열린 차크라를 통하여 당신에게 흘러 들어간다. 이렇게 하면서, 신에게 간청하라.

"악에서 구하소서."

태양신경총 차크라 : 우리를 유혹에 빠지지 않게 하시고,

성령에 자신을 여는 것은
변화에 "예"라고 말하는 것이다.
당신은 중도(中道)를 발견하는 대신
한쪽에 집착하려는 유혹에,
혹은, 과거의 낡은 모든 것에
집착하려는 유혹에 거듭 직면한다.
그것이 사라지도록 놓아둠으로써
새로운 것이 창조되도록 하는 대신……

태양신경총 차크라에 주의를 집중하고, 그것이 꽃처럼 활짝 피어나는 것을 상상하라. 노란 빛이 그 열린 차크라를 통해 당신에게 흘러 들어간다. 이렇게 하면서, 신에게 간청하라.

"우리를 유혹에 빠지지 않게 하시고."

가슴 차크라 : 우리가 우리에게 죄지은 자를 용서하듯이
우리의 죄를 용서하시고.

이제 당신이 삶의 목적을 잃은 상황에
처해 있다고 생각해 보라.

그곳에서 당신은 유혹에 굴복했으며,
그곳은 당신 자신에게 진실하지 않은 곳이며,
그곳에서 당신의 진정한 자기에게서 나온 충동들에
"아니오"라고 말했다.
그리스도 십자가에 그 실패한 목적들을 가져가라.
십자가는 완전함의 상징이다.
"예"와 "아니오"는 십자가에서는 하나가 되었다.
당신과 다른 사람들의 모든 실패한 목적들은
십자가 안에서 무효가 되었다.

가슴 차크라에 주의를 집중하고, 그것이 꽃처럼 활짝 피어나는 것을 상상하라. 초록 빛이 그 열린 차크라를 통해 당신에게 흘러 들어간다. 이렇게 하면서, 신에게 간청하라.

"우리가 우리에게 죄지은 자를 용서하듯이
 우리의 죄를 용서하시고."

목구멍 차크라 : 오늘 우리에게 일용할 양식을 주시고.

모든 생명체는 대지의 양식으로 살아간다.
당신과 모든 사람들은
어머니 대지와 연결되어 있다.

그리고 모든 자녀들도
대지의 양식을 먹는다.
대지의 모든 양식은 천상의 양식의 원형으로,
그것은 인간의 내부에 영적인 자양분을 준다.
그것을 통하여, 당신은 성령에
그들 스스로를 여는 모든 사람들과 연결된다.

목구멍 차크라에 주의를 집중하고, 그것이 꽃처럼 활짝 피어나는 것을 상상하라. 푸른 빛이 그 열린 차크라를 통해 당신에게 흘러 들어간다. 이렇게 하면서, 신에게 간청하라.

"오늘 우리에게 일용할 양식을 주시고."

제3의 눈 차크라 : 아버지의 뜻이 하늘에서와 같이
땅에서도 이루어지소서. 그 나라가 임하시도다.

눈에 보이는 실재에
당신의 눈은 사로잡힌다.
그러나 진정한 실재는 눈에 보이지 않는다는 것을
당신은 이미 알고 있다.
그러므로 내면의 눈을 떠라.
그러면 신의 뜻을 알 수 있으며,

신의 왕국을 볼 수 있으리라.

제3의 눈 차크라에 주의를 집중하고, 그것이 꽃처럼 활짝 피어나는 것을 상상하라. 남색 빛이 열린 차크라를 통해 당신에게 흘러 들어간다. 이렇게 하면서, 신에게 간청하라.

"아버지의 뜻이 하늘에서와 같이 땅에서도 이루어지소서.
그 나라가 임하시도다."

왕관 차크라 : 하늘에 계신 우리 아버지,
아버지의 이름이 거룩히 빛나시며.

땅과 하늘,
어머니와 아버지,
여성성과 남성성,
어둠과 밝음,
모든 것은 하느님 안에 있다.
하느님과 연결될 때
당신은 그의 완전함의 한 부분이 된다.
이것은 그의 이름을 거룩하게 만든다.

왕관 차크라에 주의를 집중하고, 그것이 꽃처럼 활짝 피어나는 것을 상상하라. 보라 빛이 열린 차크라를 통해 당신에게 흘러 들어간다. 이렇게 하면서, 신에게 간청하라.

"하늘에 계신 우리 아버지, 아버지의 이름이 거룩히 빛나시며."

당신은 십자를 그으며 주기도문 차크라 명상을 마칠 수 있다. 상징적으로 손으로 세로 방향의 광선을 만들고, 다음의 말을 하라.

"그 나라와"
(머리 높이에 손을 얹고)
"그 힘과"
(머리에서 뿌리 차크라 높이까지 손을 내린다.)
"그 영광은 아버지의 것입니다."
(한쪽 어깨를 만진다.)
"영원히."
(다른 쪽 어깨를 만진다.)
"아멘."
(손을 가슴에 얹는다.)

명상에 잠겨 완전함의 길로 가기 위해, 당신의 각 단계들을 결합하기 위해, 마음으로 그들 각 단계들을 부르기 위하여, 주기도문 차크라 명상을 한 후에, 당신은 이제 '상기하여' 익숙한 방법으로 주기도문을 외우거나 노래할 수 있으며, 새로운 방법으로 주기도문의 힘을 경험할 수 있다. 우리는 주기도문 차크라 명상의 입문 과정을 진행하면서,[9] 다음의 악보를 보고 주기도문을 노래한다. 이 악보는 막심 코발레프스키(Maxim Kovalevski)가 림스키 코르사코프(Rimsky Korsakov)의 음악에서 가져온 것이다.

주기도문 노래

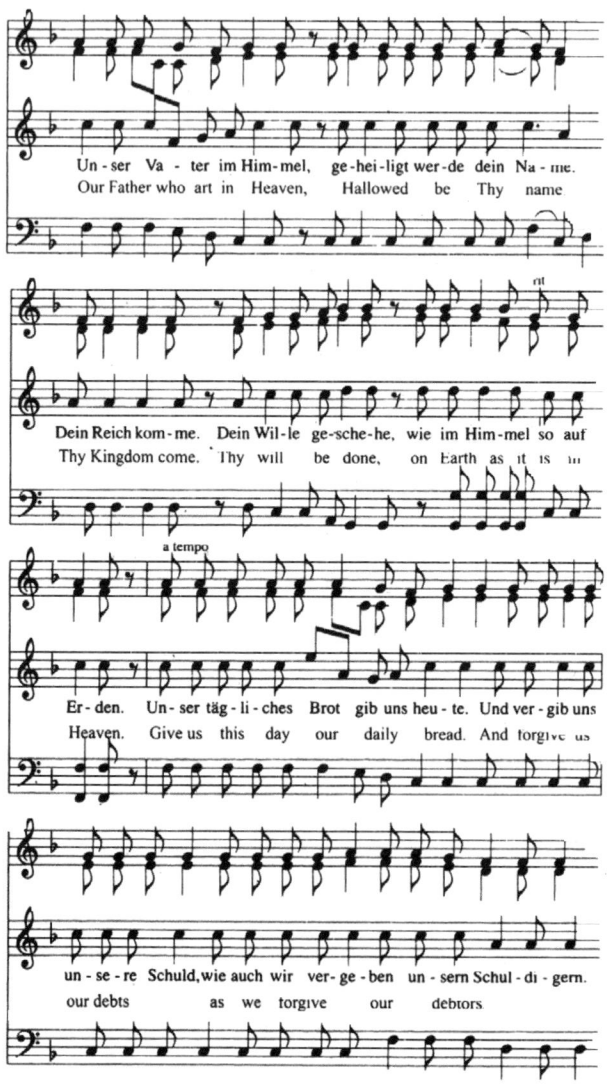

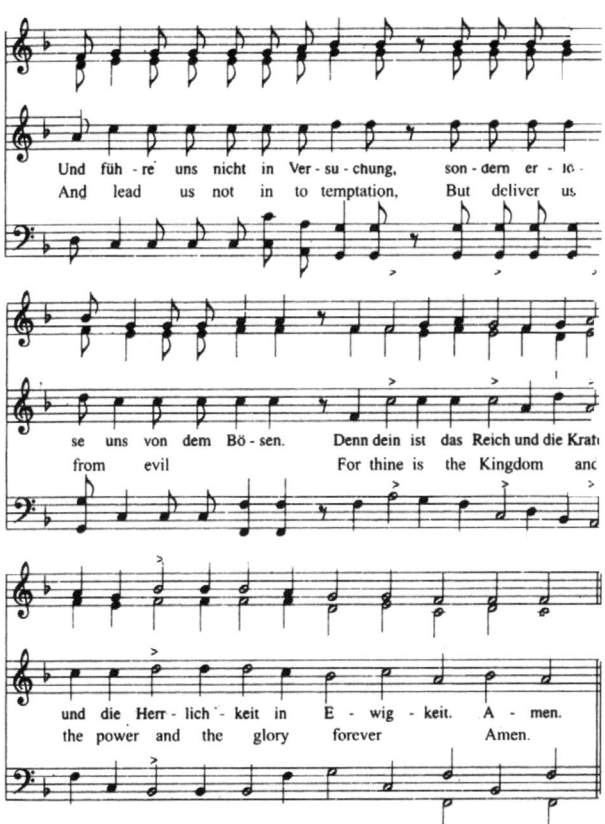

차크라 명상과 같은 주기도문

동화 속의 차크라 상징들

차크라의 7가지 발달 단계는 몇몇 잘 알려진 동화에서도 볼 수 있다. 동화는 영적 발달이 직접적으로 나타나는 것이 아니라, 나선형의 형태를 더 많이 가진다는 것을 명백히 설명해 준다. 결론적으로, 영적 발달 과정에서 의식의 '보다 높은' 단계는 의식의 '보다 낮은' 단계에서 이미 용솟음치고 있는지도 모른다.

뿌리 차크라 : 발달의 가능성

모든 발달의 원형의 상징은 하느님, 인간, 동물, 식물, 그리고 광물계 등 모든 것들이 하나 안에 함께 있는 바로 그 낙원이다. 그러나 모든 것은 여기에 함께 있지만, 아직 발달하지 않았다. 동화에서는 파괴적인 요소가 '완전한 세계' 속으로 들어가는데, 그것은 역동적으로 설정된 세계다. 동화에서는 들어가서는 안 되는 '금지된' 공간의 이야기가 두드러지게 나타나 있다. 그러나 동화 속의 주인공들은 항상 이 공간에 들어간다. 그들은 금지령을 위반한다. 그러면 그들은 이런 금지된 공간에서 무엇을 발견하는가? 예를 들면, 그들은 아름다운 공주의 모습[1], 파괴적인 사람의 모습[2], 백인으로 바뀌는 흑인 여인[3], 삼위일체 하느님[4] 혹은 악마[5]들을 발견한다. 금지의 방을 들여다보는 것은 항상 불안과 고통을 가져오지만, 또한 큰 이익을 얻을 수 있는 발달의 시작이다.

우리의 무의식에는 우리가 들어가서 점유해야만 하는 많은 방들이 있다.[6] 더 굳게 닫힌 방을 열수록 더 가치 있는 것을 얻어, 우리는 더욱 우리 자신이 되고 더 많이 의식적이 되어 우리의 삶은 더욱 풍요로워진다.

이러한 과정 중에는, 금지의 방에서 초자연적이고 공포를 자아내는 무언가를 탐험하는 것이 중요하다. 왜냐하면 그런 초자연적이고 공포를 자아내는 것들은 우리 의식 이전의 상태와 유사하기 때문이다. 그것들은 우리의 의식을 확장시킬 수 있는 특별한 가능성들을 제공해 준다.

금지의 방에 대해 우리는 세 가지 행동을 취한다.

첫째, 그 방을 열지 않는다. 이것은 모든 것이 원래의 상태로 머물러 있음을 의미한다. 아마도 우리는 잘 처신하고 순응하고 살겠지만 생명력은 없을 것이다.

둘째, 조심스럽게 문을 열고 안을 들여다보지만, 들어가지는 않는다. 그것은 우리가 금지의 방에서 본 것이 우리 안에 존재하는 어떤 것과 같다는 것은 알지만, 그 내용에는 관여하지 않겠다는 것을 의미한다. 대신, 우리는 문을 닫고 미래에는 두 얼굴의 생활을 한다. 금지의 방과의 관계에서 본다면, 이것은 우리가 금지의 방에 대하여 말하고 있는 것보다 더 많은 것을 알고 있지만, 그것에 대해 언급하지 않음을 뜻한다. 이러한 행위는 순수한 관계의 죽음을 의미한다.

세 번째 가능성은 동화 속에서 선택된 사람들이 하는 행동이다. 우리는 금지의 방으로 들어가 방 속에 있는 내용물에 익숙해지고, 또 그것들이 우리에게 영향을 미치게 한다. 이것은 우리의 삶을 역동적으로 만든다.

우리 모두의 내부에는 금지의 닫힌 방이 있다. 그러나 이들 방을 열어서는 안 된다는 우리 내부의 목소리가 있다. 왜냐하면 방을 열면 불행이 올 것이며, 우리의 삶이 혼란 속으로 치닫기 때문이다. 그러나 방을 열어야만 한다고 말하는 또 다른 목소리가 있다. 알다시피 금지는 우리가 그것을 어기도록 충동하는 가장 효과적인 방법이다. 이것은 우리에게 '사람이 된 나무(Fall of Man)'의 이야기를 상기시켜 주는데, 이 이야기 속의 금지시된 나무는 그것이 금지이기 때문에 더 매력적이다. 자발적이 되기 위해서는 그러한 금지를 어길 필요가 종종 있다.

동화 속의 금지된 방에는 죽음의 가능성이 있다. 그러기에 우리는 그것을 두려워하고 억압한다. 그 방들은 만약 우리가 의미 있게 통합한다면, 우리의 삶은 기독교가 탄생되기 이전의 가치(여성의 이미지를 가진 신이나 신의 어두운 면)를 포함하게 되어 더욱 풍요로워질 것이다.

양극성 차크라 : 반대편과 조우하다

천국을 떠나는 것은 양극성을 만나는 것을 의미한다. 많은 동화들은 우리에게 아름다운 소녀와 추한 소녀[7], 겸손한 자매들과 건방진 자매들[8], 천재들과 바보들[9], 선한 친구들과 악한 친구들[10]처럼 인생에서 서로 다른 자매, 형제, 친구들에 관해 이야기한다.

우리는 자신을 선한 인물과 동일시하고, 악한 인물을 배척하는 경향이 있다. 그러나 '어두운' 모습 또한 우리의 일부분이다. 결과적으로 우리는 어두운 면을 인정하고 진지하게 우리의 전체 정신을 받아들이는 것이 우리의 영혼에 좋다. 동화를 읽을 때, 우리는 다음과 같은 질문을 할 수 있다. "나에게 게으르고 건방진 추한 소녀와 같은 부분은 무엇인가?", "나의 어떤 부분이 건방지고 가학적이며 교활한 이복 자매 같은가?" 우리가 이런 어두운 부분을 우리의 일부로 받아들일 때, 그로 인해 변화의 가능성을 줌으로써 영혼에 다시 생명을 불어넣을 수 있다.

태양신경총 차크라 : 양극의 통합

우리가 반대편의 세계와 친해질 때, 두 가지 유혹이 생긴다. 뿌리 차크라에서 알게 된 '낙원의 세계'로 돌아가려는 유혹과, 양극성 차크라의 한쪽으로만 빠져들려는 유혹이다.[11] 우리는 '낙원'의 세계로 가려는 유혹을 발견하는데, 그곳은 젖과 꿀이 흐르는 땅으로 오인받기도 하는 곳으로, 이러한 것은 동화 속에서 나이 든 형제가 안락한 여인숙에 머무르거나, 혹은 변함없이 놓인 테이블이나, 주인공이 쉬도록 정돈된 침대로 표현된다.[12]

한쪽으로만 빠져드는 유혹은 가난 속에서 살아가며 삶이 제공하는 기회를 이용하지 않는 남자가 나오는 동화에 잘 나타나 있다.[13] 반면에, 그의 아내는 양극성에 매료되어, 그가 신과 같이 되기를 원하며 점점 더 많은 것을 원한다. 그들은 모두 살아갈 수 있는 황금의 의미—적절한 공간과 각자에게 유의미한 일—를 발견하는 핵심을 놓쳐 버린다.

한쪽으로만 빠져드는 유혹에 대한 또 다른 예는 금으로 된 새와 금으로 된 새장, 그리고 금으로 된 말과 금으로 된 안장을 원하는 왕자의 이야기다.[14] 이 동화는 적절한 형태의 절제와 행복한 중용을 얘기하고 있다. 이것은 어떤 한 극단에서 다른 극단으로 가는 것보다 오히려 그 양극을 연결하는 것과 관계가 있다. 부유함은 한편으로는 파멸의 원인이기에 소박함이 부의 한 부분이다. 고귀한 것과 천한 것은 함께 존재한다. 이것이 바로 금으로 된 새가 나무 새장에 있고, 금으로 된 말이 나무 안장을 갖는 이유이다.

영적인 요소와 세속적인 요소는 역동적인 통합체가 되어야만 한다. 사도 바울은 고린도인에게 보내는 그의 두 번째 편지에서, 우리는 천상의 보석을 지상의 그릇에 담아야 하고(고린도후서 4:7), 우리를 땅에 있게 하는 육체의 고통은 하늘이 보내는 계시의 한 부분이라고 하였다(고린도후서 12:17).

가슴 차크라 : 구원의 경험

많은 동화에서, 절망적인 상황이 갑자기 좋게 변한다. 죄수가 풀려나고, 돌로 변한 사람이 다시 생명을 얻게 되고, 경멸받던 사람이 명예로워진다. 비록 이러한 구원이 대체로 초자연적인 힘이 개입함으로써 일어나지만, 동화 속 주인공들의 특유한 내적 태도가 구원의 기적이 현실이 되게 하는 데 기여한다. 예를 들면, 동화 속에서 '베스 바드거드(Bath Badgerd)'[15)라 불리는 왕자는 화살을 쏠 때 눈을 감고 목표물에 마지막 결정적인 화살을 날린다. 이것은 그가 더 이상 외부의 능력을 신뢰하지 않고 그의 내면을 응시하기 시작했음을 의미한다. '두 손이 없는 소녀(The Maiden without Hands)'[16)라는 러시아 동화에서, 소녀는 마치 두 손이 있는 것처럼 그녀의 존재하지 않는 두 손을 사용하라는 조력자의 가르침을 따르다가 위험에 처하게 되는데, 그 순간 그녀는 새로운 두 손을 얻는다.[17)

신약 성서가 십자가 위의 죄에 대해 말하는 것과 아주 흡사하게, 때때로 구원은 바로 마지막 순간에 일어난다(누가복음 23:42).[18] 이 구원은 각 동화의 주인공과 일치하는 방식으로 일어나기 때문에 고정된 형식이 없다. 그것은 또한 각각의 상황에 적합한 결정적인 도움을 제공하는 방법으로 일어난다. 그것은 우리 각자가 자신에게 적합한 목적을 향해 갈 때 분명히 드러난다.

목구멍 차크라 : 상징과 조우하다

상징은 이 세상을 나타내는 영원한 의미이다. 상징을 통하여 이 세상의 다양한 모습들은 영원한 세계에 투영된다. 이 세상과 다른 세계의 실재들과의 상호 작용은 동화에서는 음식의 비밀로 나타나기도 한다. 이러한 예는 『소망의 식탁(The Wishing Table)』, 『금 당나귀(The Gold Ass)』, 『자루 속의 곤봉(Cudgel in the Sack)』 그리고 『달콤한 죽(Sweet Porridge)』에 나오는, 언제나 풍성한 음식을 만들어 내는 기적의 항아리다. 동화 『하얀 뱀(The White Snake)』에서는 뱀을 먹는 것은 사람에게 동물의 언어를 이해하는 능력을 주는 것으로 되어 있다. 한편, 『헨젤과 그레텔(Hansel and Gretel)』에 나오는, 먹을 수 있는 마녀의 집은 『백설공주(Snow White)』에서 독이 든 사과를 먹는 것이나 『오누이(Brother and Sister)』에서 마법에 걸린 물을 마시는 것과 같은 위험한 덫을 의미한다.

동화는 음식이 단지 죽음의 문제가 아니라, 그것이 영혼의 세계와 연결되어 있음을 분명히 보여 준다. 이것은 세상의 음식은 영혼의 양식에 대한 상징이기 때문이다. 성서에 나오는 사막의 만나(Manna)와 예수에 의해 엄청나게 많아진 빵, 최후의 만찬에 나오는 성찬의 빵과 같은 것은 천상의 빵에 대한 상징이다.

세속적 현실과 영적 현실 사이의 상관 관계에 무관심한 현대의 우리는 『최후의 만찬』[19]에서뿐만 아니라 동화에서도 해(害)를 일으킨다.[20]

제3의 눈 차크라 : 내면의 목소리를 따르는 것

물질적 세계에 적용되는 것은 영혼의 세계에도 적용된다. 중요한 것은 우리의 피상적인 욕구와 진정한 실제인 자기(Self)의 욕구를 구별하는 것이다.

자기(Self)의 목소리인 내면의 목소리는 종종 다른 세계의 조력자의 가르침을 통해서 동화 속에 표현된다. 심지어 동화 속 주인공들의 지혜는 바닥이 났을지라도, 조력자들은 대안과 해결책을 알고 있다. 예를 들면 『황금의 새(The Golden Bird)』의 여우는 항상 조언을 한다. 『여왕벌(The Queen Bee)』에서는 개미, 오리 그리고 벌이, 『세 개의 깃털(The Three Feathers)』에서는 두꺼비가 주인공의 어렵거나 해결할 수 없는 과제를 푸는 것을 돕는다. 동화 속의 주인공들이 동물들과 좋은 관계를 가지는 것은 중요하다. 동물들과의 좋은 관계를 보여 주는 모든 동화는 만족스러운 해결을 한다.[21] 몇 번이고 되풀이되지만, 동화의 주제는 손에서 가장 가깝고, 눈에 띄지 않고, 무시받는 곳으로 모아진다. 진짜 금은 이러한 모든 장소에서 발견된다. 모든 심원의 힘이 그러하듯이 조력자들은 알려져야 하고 제거되어야 하는 어두운 면을 가지고 있을지도 모른다.[22] 이것이 바로 이성적인 마음의 목소리뿐만 아니라 깊은 내면의 목소리도 잘 들어야 하는 중요한 이유이다.

왕관 차크라 : 하나 안의 모든 것

왕관 차크라에서, 동화의 주인공들은 삶이 제공해야만 하는 모든 것이 포함되어 있고 발달되어 있는 상태에서 통합을 이룬다. 그러한 통합은 모든 반대의 것들인 여자와 남자, 젊은이와 늙은이, 하인과 주인 등의 통합이다.[23] 우리의 형제자매로서 내부의 동물들도 이 통합에 포함된다.[24]

신은 모든 것의 위에 있고 모든 것의 안에 있는데, 그것은 우리가 그의 안에서 살아가고 움직이면서 비로소 우리의 존재를 가지기 때문이다.[25] 그러나 동화 속에서 신은 그 이름이 직접적으로 불리지 않는다. 동화는 신을 자연과 역사처럼 이야기하고, 우리의 삶은 신에 대해서 이야기한다. 삶은 말없이 신에 대해 이야기하고 있다. 우리는 동화에서 병자가 치유되고, 수감자가 자유로워지고, 경멸받던 사람이 존경받고, 교만한 사람이 겸허해질 때, 신과 조우한다. 우리는 또한 서로 운명적인 사람들이 모든 장애물과 저항, 음모에도 불구하고 서로를 발견하여, 그래서 새로운 전체가 천상과 지상, 인간과 신의 결합으로 창조될 때 신과 조우한다.26)

동화 속에서 차크라 상징과의 만남은 전체로 향하는 길에 도움이 될 수 있으며, 이것은 신을 향하는 길을 의미한다. 어떤 동화는, 특히 짧은 동화는 중요한데, 어떤 상황으로 인도하는 단 하나의 초점을 가지고 있다. 또 다른 동화에서는 주인공이 부분적인 목적을 달성한다.27) 그리고 긴 동화는 영혼의 전체적인 발달 과정을 묘사한다.28) 이것의 한 예가 '홀레 아주머니(Mother Holle)'29)인데 우리는 이것을 자세히 살펴볼 것이다.

차크라의 상징에서 본 동화
『홀레 아주머니』

두 딸을 둔 과부가 있었다. 한 명은 아름답고 부지런하지만, 다른 한 명은 추하고 게을렀다. 그런데 과부는 추하고 게으른 딸을 더 좋아했는데, 이유는 친딸이기 때문이었다. 아름다운 소녀는 신데렐라처럼 모든 집안일과 청소를 해야만 했다. 이 가엾은 소녀는 매일 길가의 우물 근처에 앉아 손가락에서 피가 날 때까지 실을 잣고 또 자아야 했다. 어느 날 물레와 베틀의 북이 피로 물들기 시작했다. 소녀가 우물가에서 그 베틀의 북을 헹굴 때, 북이 손에서 미끄러져 우물 바닥으로 떨어졌다. 소녀는 눈물을 흘리며 계모에게로 달려가 이 사실을 말했다. 계모는 소녀를 크게 꾸짖으며, 매우 잔인하게 "정말 그렇다면, 그것을 꺼내 와!!" 하고 소리쳤다.

소녀는 우물로 돌아왔으나, 어찌할 바를 몰라서 베틀의 북을 찾기 위해 우물 안으로 몸을 굽히다가 그만 우물 속으로 빠져 버렸다. 소녀는 그만 의식을 잃고 말았다. 그녀가 깨어나 의식을 되찾았을 때, 그녀는 햇살이 비치고 수많은 꽃들이 피어 있는 아름다운 초원에 있는 자신을 발견하였다. 그녀가 초원을 가로질러 가자 빵으로 가득 찬 제과점의 오븐이 나왔다. 빵이 그녀를 향해 소리쳤다. "나를 꺼내 줘! 나를 꺼내 줘! 그러지 않으면 나는 타고 말 거야. 나는 충분히 구워졌어!" 그녀는 오븐 쪽으로 다가가 제빵사의 삽으로 한 번 만에 빵 덩어리를 모두 꺼냈다

그러고 나서 그녀는 사과가 주렁주렁 열려 있는 나무가 있는 곳까지 걸어갔다. "나를 흔들어 줘! 흔들어 줘!" 하고 나무가 소리쳤다. "나의 사과들은 모두 익었어." 그녀는 사과가 빗방울처럼 떨어지도록, 사과가 다 떨어질 때까지 흔들었다. 그녀는 사과들을 모아 쌓은 후, 계속 걸어갔다.

그녀는 마침내 작은 오두막으로 갔고, 나이 든 여자가 창문 밖으로 보고 있는 것을 보았다. 그 나이 든 여자는 정말 큰 이빨을 가지고 있었다. 소녀는 겁에 질려서 도망가고 싶었다. 그러나 그 나이 든 여자는 "얘야, 왜 무서워하니? 나와 같이 있어 주렴. 네가 집안일을 잘 해주면, 네게 좋은 일만 생길거야. 내 이부자리를 잘 정리해 주고 깃털을 잘 털어 주려무나. 그러면 그건 땅에 눈으로 떨어질 거야. 왜냐하면 난 홀레 아주머니(Mother Holle)이니까."라고 하였다. 나이 든 여자가 너무 친절하게 말해서, 소녀는 용기를 내어 그녀의 집에 들어가기로 했다. 소녀는 홀레 아주머니가 만족하게끔 모든 것을 돌보았다. 소녀는 열심히 이불을 흔들어 깃털이 마치 눈송이처럼 날리게 했다.

나이 든 여자는 소녀에게 따뜻하게 대해 줬으며, 매일 고기를 주었다.

소녀는 홀레 아주머니와 얼마간의 시간을 보낸 후에, 슬픔을 느꼈다. 소녀는 자신을 괴롭히는 원인을 알지 못했다. 그러나 마침내 자신이 집을 그리워한다는 것을 알았다. 집보다 이곳이 더 좋지만, 그녀는 여전히 그녀의 가족이 있는 곳으로 돌아가기를 원했다. 마침내 소녀는 홀레 아주머니에게 "나는 집이 너무나 그리워요. 집으로 돌아가고 싶어요. 이곳의 모든 것이 집보다 더 좋지만, 나는 가족들에게 돌아가야 합니다."라고 말했다.

홀레 아주머니는 "나는 네가 집으로 돌아가고 싶어 하니 기쁘다."고 말했다. "네가 나를 잘 섬겼으니 너를 그곳에 다시 보내 주마." 홀레 아주머니는 소녀를 문 입구로 데리고 가서 큰 문을 열라고 하였다. 문이 열릴 때 금이 쏟아져 모두 소녀의 몸에 붙어 그녀는 금으로 뒤덮이게 되었다. "나는 네가 이것을 가지길 원한다. 왜냐하면 너는 열심히 일을 했기 때문이야."라고 그녀는 말했다. 그리고 그녀는 소녀에게 전에 우물에 떨어뜨렸던 베틀의 북을 돌려주었다. 그리고는 갑자기 문이 확 닫혔다. 곧 소녀는 자신이 계모의 집으로부터 멀지 않은 곳에 돌아와 있음을 깨달았다. 소녀가 정원에 들어갔을 때, 우물가에 앉아 울던 수탉이 소리쳤다. "꼬끼오! 황금의 소녀야, 네게 무슨 일이 있었니?" 하고 물었다.

소녀는 집에 들어가서 계모를 찾았다. 소녀가 많은 금으로 덮여 있었기 때문에 계모와 동생들은 그녀를 따뜻하게 환영했다.

소녀는 그들에게 무슨 일이 있었는지 모두 말했다. 계모는 소녀가 많은 금을 손에 넣은 방법을 들었을 때, 그녀의 추하고 게으른 딸도 똑같이 좋은 기회를 갖게 해야겠다고 결심했다. 그녀는 추하고 게으른 딸을 우물 근처에 앉히고 실을 잣게 하였다. 추하고 게으른 딸은 그녀의 손가락을 가시나무로 찔러 피를 내어 피 묻은 베틀 북을 만들었다. 그리고 그 북을 우물에 던지고는 그것을 따라 우물로 뛰어들었다. 그녀의 동생처럼 그녀는 아름다운 초원에 당도했고 같은 길을 걸었다. 그녀가 오븐 곁에 갔을 때 빵이 다시 외쳤다. "나를 꺼내 줘! 나를 꺼내 줘! 그러지 않으면 나는 타고 말 거야! 나는 충분히 구워졌어!"

그러나 게으른 소녀는 "나는 더러워지는 것이 싫어!"라고 하며 그냥 걸어갔다. 사과나무에 오자 나무가 소리쳤다. "나를 흔들어 줘! 흔들어줘! 나의 사과는 모두 익었어." 그러나 게으른 소녀는 "너 농담하니? 사과 중에 적어도 하나는 떨어지면서 나의 머리를 때릴 거야."라고 말했다. 그녀는 홀레 아주머니의 작은 집에 도착할 때까지 걸어갔다. 그녀는 두렵지 않았다. 왜냐하면 나이 든 여자가 큰 이빨을 가지고 있다는 것을 이미 들었기 때문이었다. 그리고 그녀는 곧장 나이 든 여자에게 고용되었다.

게으른 소녀는 첫 날에는 열심히 일했으며, 금에 대한 욕심 때문에 나이 든 여자가 요구하는 것을 성실히 들어주었다. 그러나 둘째 날부터는 빈둥거리기 시작하여, 셋째 날에는 더 게을러졌다. 그녀는 아침에는 일어나지도 않고, 홀레 아주머니의 이부자리도 정리해 주지 않았다. 이부자리를 흔들어서 깃털을 날리지도 않았다. 곧 나이 든 아주머니는 그녀의 봉사에 실망하고 지쳐 갔다. 게으른 소녀는 집에 돌아가게 되자 아주 행복해 했고 금벼락을 맞을 것이라는 기대에 부풀어 있었다. 홀레 아주머니는 그녀를 문으로 데리고 갔다. 그러나 그녀가 문 아래에 서자 금 대신에 검은 기름 찌꺼기가 떨어졌다. "그것이 너의 봉사에 대한 대가다."라고 말한 뒤 홀레 아주머니는 문을 닫아 버렸다. 게으른 소녀는 검은 기름 찌꺼기로 덮인 채 집으로 왔고, 우물의 수탉이 그녀를 보자 소리쳤다. "꼬끼오! 더러운 소녀야, 네게 무슨 일이 있었니?" 검은 기름 찌꺼기는 그녀가 죽을 때까지 떨어지지 않았다.

황금의 소녀의 길

차크라의 길은 우리가 살고 있는 세계, 의식의 세계, 즉 바로 지금 여기에 닻을 내리고 있는 뿌리 차크라에서부터 시작한다. 뿌리 차크라는 양극성 차크라로 인도하는데, 그것은 무의식의 세계로 들어가는 것을 의미한다. 그 결과로, 반대의 극이 보이게 된다. 그리고 나서 그것은 태양신경총 차크라로 계속되는데, 여기에서는 양극성 차크라에서 드러난 극들의 통합이 중요해진다. 그리고 이 통합은 가슴 차크라에서 끝이 난다. (태양신경총 차크라는 반대편과 통합을 이루는 과정에 집중한다. 이 과정은 가슴 차크라에서 결론을 맺는다. 전체가 경험된다.) 목구멍 차크라에서, 우리는 외부의 세계를 불가사의한 세계의 상징으로서 인식하게 된다. 제3의 눈 차크라는 우리 자아의 욕구와 진정한 자기의 욕구의 조화와 관련이 있다. 왕관 차크라에서, 우리는 마침내 궁극적이고 가장 심오한, 천상과 지상의 통합과 개별화 과정의 완성을 경험한다.

우리는 또한 황금의 소녀(Golden Maiden)의 길에서 이 일곱 가지 단계를 어느 정도 발견할 수 있다. 여기에서는 제2차크라에서부터 제5차크라까지의 상징들이 사계절과 짝을 이룬다. 이 과정에 대해 자세하게 살펴보자.

뿌리 차크라의 경험

한 과부가 두 딸을 두었다. 한 아이는 아름답고 부지런하며, 한 아이는 추하고 게을렀다. 그녀는 추하고 게으른 딸이 친딸이기에 더 좋아했다. 예쁘고 부지런한 소녀는 신데렐라처럼 모든 집안일을 하고 청소를 했다. 이 불쌍한 소녀는 손가락에서 피가 날 때까지 매일 우물가에 앉아서 실을 잣고 또 자았다.

이야기의 이 부분은 뿌리 차크라의 주제를 포함하고 있다. 이 부분은 우리가 살아가고 있는 세계, 의식의 세계 및 외부의 세계와 관계있으며, 동화에서 이상화된 세계가 아니라 가공되지 않은 실제의 세계이다.

황금의 소녀는 어머니와 아버지가 죽었기 때문에, 그것은 죽음에 의해 특징지어진 세계이다. 계모인 과부는 첫 번째와 두 번째 남편이 죽었고, 과부의 친딸인 추한 소녀(Dirty Maiden)는 아버지를 잃었다. 첫 번째 부인을 잃은, 황금의 소녀의 아버지가 죽었고, 과부는 그녀의 첫 번째와 두 번째 남편이 죽었다. 여기에서는 많은 사람들이 죽음에 영향을 받는다.

동화의 세계는 불공평으로 특징지어지는 세계이다. 어머니와 아버지를 잃었지만, 부지런한 아이인 황금의 소녀는 그럴 이유가 없음에도 불구하고 부당하게 심지어 잔인하게 대우받는다.

반면에 게으른 이복자매는 받을 만한 자격이 없는데도 좋은 대우를 받는다. 황금의 소녀는 신데렐라와는 다르다(여러분들은 신데렐라 이야기를 알고 있을 것이다). 신데렐라는 잿더미에 앉아 있는 모습이며, 계모와 이복자매에 의해 시달리는 동안 온갖 궂은일을 해야만 한다.

동화에서와 같은 이러한 상황에서 우리는 자신에게 질문을 던질 수 있다. 내 인생에도 이러한 상황이 있었고, 이러한 상황에서 나는 차별받았고, 이때 다른 사람들은 과연 나를 좋아했을까? 나는 이미 이러한 상황을 겪었는가? 이러한 상황에서 나는 어떤 느낌을 가지며 또 가졌는가? 아마도 나는 경쟁적인 스포츠 팀에서 가진 어린 시절의 경험이 있었을 것이며, 제일 마지막으로 그 팀에 뽑혔던가? 이러한 경험을 한 사람들은 그것을 한 번만 경험하는 것이 아니라 여러 번 반복한다. 모든 일이 이와 같을 때, 그 느낌이 어떠한가? 또는 사람들이 댄스 파트너를 고르거나, 집단적인 일을 함께 할 동료를 고를 때, 내가 선택되지 않거나 거부되었을 때는 어떠한가? 나는 자존감에 상처를 입는 그런 상황에 익숙한가? 또는 내가 승진이나 일자리를 찾는데 실패했을 때, 다른 사람들이 나보다 더 나아 보였을 때 기분이 어떠한가? 이러한 상황들을 상상해 보는 것은 좋은 일이다. 이런 방법으로 적어도 한 번 이상 상처를 입거나 치욕을 당하지 않은 사람은 거의 없을 것이다. 그러나 이것이 끊임없이 되풀이되는 경험이 될 때, 심각한 열등감이나 열등 콤플렉스가 발달하게 된다.

동화에서, 우리는 홀 부모로서 미망인과 같은 사람을 만난다. 이 상황에서는 어머니와 딸 사이의 유대가 지나치게 가까워질 위험이 있다. 이것은 서로 당기거나 밀쳐 낼 수도 있다. 결과는 너무 긍정적이거나 너무 부정적이어서, 딸이 어머니에게 집착하거나 어머니가 딸에게 집착한다. 이것은 모성 콤플렉스로 발전한다.

이 이야기에서, 황금의 소녀는 부정적인 모성 콤플렉스를 가지게 되고, 추한 소녀는 긍정적인 모성 콤플렉스를 발전시키게 된다.

부정적인 모성 콤플렉스는 우리가 스스로 모든 것을 얻어야만 한다는 생각에 의해 특징지어진다. 우리는 일할 때 인정을 받게 되고, 사랑을 받게 된다. 우리는 뭔가를 이루어야 하고, 더 많은 것을 이루어야 사랑을 얻고, 인정을 받기 위해 더욱 많은 것을 이루어야만 한다. 그러나 우리는 여전히 인정과 사랑을 얻지 못한다. 우리는 사랑은 살 수 없다는 것을 알아야 하기 때문에 일은 풀리지 않는다. 사랑은 주어지는 것이지 살 수가 없는 것이다. (이것이 동화 '개구리 왕자'에서 개구리의 실수인데, 그는 뭔가를 이루었기 때문에 소녀의 사랑을 획득할 권리가 있다고 생각한다. 그는 또한 우리가 사랑을 살 수는 없다는 것을 안다. 그도 역시 부정적 모성 콤플렉스를 가지고 있다. 동화는 우리에게 '사악한

마녀'가 그에게 마법을 걸었다는 것을 말해 준다.)[1]

　황금의 소녀의 이복자매인 추한 소녀는 긍정적인 모성 콤플렉스를 가지고 있다. 이것은 세상은 모든 것을 허용하는 빅 마마(Big Mama)라는 생각으로부터 생긴다. 모든 것은 나의 무릎 아래 있다. 나는 사랑과 인정을 받기 위해 노력할 필요가 없다. 모든 사람이 나를 좋아한다. 이러한 믿음은 확고할 수는 있으나, 이들은 빈번히 쓰라린 배움의 과정을 감내해야만 한다.

　두 소녀의 뚜렷한 특징은 '아름다움과 근면함' 그리고 '추함과 게으름'의 결합과 관계가 있다. 실제 세계에서는 모든 것이 그 반대이다. 아름다운 사람은 그녀의 무릎 아래 많은 것이 떨어지지만, 덜 아름다운 사람은 인정을 받고 자신의 권리를 주장하기 위해 더 열심히 일해야만 한다.

　우리는 이러한 동화에서의 관계를 상징적으로 이해해야 한다. '아름다움'과 '추함'은 어떻게 내면의 가치가 전해지는가를 말하는데, '근면한' 사람은 궁극적으로 외부에까지 내면의 아름다움이 점차 나타나게 된다는 것을 의미한다. 한편, '게으르고' 자신에게 충실하지 않은 사람은 점차 늙고 추해진다. 내면의 '추함'은 필연적으로 외부에도 드러나게 된다.

　황금의 소녀는 신데렐라와 꼭 같이 집안의 모든 일을 해야만 한다. 이것은 무엇을 의미하는가?

　　　신데렐라의 계모와 이복자매는 그녀의 아름다운 옷을 빼앗고, 낡은 회색 덧옷을 입히고 나무 신발을 주었다. "아름다운 공주님을 봐! 그리고 그녀가 얼마나 옷을 잘 입었는지 봐!" 그들은 큰 소리로 웃으며, 그녀를 부엌으로 데려갔다. 그들은 그녀가 그곳에서 아침부터 밤까지 일하게 했다. 신데렐라는 새벽이 되기 전에 일어나서 물을 길어오고, 불을 피워 요리를 시작하고, 빨래를 했다. 게다가, 그녀의 자매들은 그들이 할 수 있는 모든 것을 동원해서 그녀에게 고통을 주고 그녀를 우스꽝스럽게 만들었다. 예를 들어, 그들은 콩과 대두를 난로 재에 던져서 그녀가 그것들을 집어 내게 했다. 밤에는 일에 지친 그녀가 자러 갈 침대가 없어서 난로 옆 잿더미에 누워야만 했다.[2]

황금의 소녀 이야기에는 특별히 베 짜기가 언급되어 있다. 소녀는 우물가에 앉아 있다. (베 짜기를 할 때는 손가락에 습기가 있어야 하기 때문에 물에 가까이 있는 것이 좋다.) 보다 깊은 수준에서, '베 짜기'는 항상 인생을 짜는 것과 관계가 있다. 이것은 신데렐라와 처지가 같은, 황금의 소녀 모습이다. 피할 수 없는 인생의 괴로운 상황에서조차 인생을 짜는 것은 피할 수 없다. 이들의 베 짜기는 우리 인생의 무늬에 속하는 것이다.

우리가 살고 있는, 뿌리 차크라에 의해 특징지어지는 실제 세계는 우리 인생의 핵심적인 측면이며, 인생의 기초이자 바탕이다.

양극성 차크라의 경험과 봄

이제 우리는 어느 날 베틀의 북이 피투성이가 되어서, 소녀가 그것을 씻기 위해 우물 위로 몸을 기울이다가, 베틀의 북이 손에서 미끄러져 우물 속에 떨어져 버렸다는 것을 알았다. 소녀는 눈물을 쏟으며 계모에게 달려가, 일어난 일을 이야기했다. 계모는 그녀를 매몰차게 꾸짖으며 잔인하게 대했다. 계모는 "베틀 북을 다시 끌어올리지 못하면, 너는 그것을 다시 만들어 내야 한다."고 말했다.

소녀는 우물가로 다시 갔지만, 어떻게 해야 할지를 몰랐다. 그녀는 너무 정신이 없어서 베틀의 북을 다시 찾으러 우물 속으로 뛰어들었고, 그 순간 정신을 잃었다. 그녀가 깨어나서 감각을 되찾았을 때, 자신이 아름다운 초원에 있다는 것을 알게 된다. 태양은 빛나고, 아름다운 초원에는 수많은 꽃들이 자라고 있었다.

인생의 실을 엮는 상징으로서 베틀의 북은 이제 다른 곳으로 가기를 원한다. 이것은 격변의 상황이다. 베틀의 북이 '미끄러져 나간다'는 의미는 뭔가가 내면으로부터 빠져나간다는 것이다. 이것은 '개구리 왕자(The Frog King)'에서의 무도회와 비슷하다. 그것은 마치 그것 자신이 생명이 있는 것처럼 굴러간다. 그것은 움직이고자 하는 뭔가를 상징한다. 이러한 굴러감은 '스스로 움직인다'고 하며, 그 의미는 진정한 자기(Self)가 행동을 시작한다는 것이다.[3] 어떤 것은 독립적이 되고, 미리 알 수 없는 어떤 것은 앞으로의 발달을 위해 억압된다. 소녀는 처음에는 모성의 형상에 서둘러 간다. 그녀는 그것(모성, 여기서는 부정적 모성인 계모를 상징한다)이 아무리 나빠도, 오래되고 익숙한 것은 새롭고 알 수 없는 무엇보다는 덜 위협적이기 때문에 오래된 영역에 머문다. 그러나 계모는 그녀를 우물로 다시 내몬다. 오래된 영역에는 소녀를 위한 공간이 더 이상 없다.

이제 소녀는 양극성 차크라에 의해 특징지어지는 세계로 들어간다. 우물로 뛰어드는 것은 물로 뛰어드는 것을 의미한다. '물'로 들어가는 것은 무의식의 세계로 뛰어 들어가는 것이다. 무의식은 부정적인 모성 경험이 치유될 수 있는 위대한 어머니의 자궁이다. 무의식의 영역은 의식의 세계에 대립되는 세계이다. 소녀는 내부로부터 (미끄러진 베틀 북에 의해) 그리고 바깥으로부터 (그녀를 우물로 몰아낸, 그래서 무의식으로 침잠하게 한 계모에 의해) 무의식 속으로 깊이 빠져 들어간다. 이것은 매우 중요한 상황이다. 예수는 이러한 상황을 다음과 같은 말로 특징지었다. "누구든지 나에게 오면서 자신의 아버지와 어머니를 미워하지 않는 자는…… 나의 제자가 될 수 없을 것이다."(누가복음 14:26). 이것은 다음을 의미한다. 즉, 지금까지 존재했던 것을 완전히 가게 하는 것이다. 그러한 분리는 우리가 내면의 여행을 시작하기를 원한다면 필요한 것이다.

우물은 변형의 장소이다. 그것은 어머니 자궁의 상징이다. 신약성서에서 니고데모의 다음 질문은 그리 잘못된 것이 아니다. "사람이 어머니 자궁으로 다시 들어가 다시 태어날 수 있습니까?"(요한복음 3:4). 그는 당연히 이것을 물리적인 어머니의 자궁으로 되돌아가는 피상적인 방법으로 이해했다. 그러나 이것은 사실 그 시점부터 새로운 생을 시작하기 위하여 무의식의 세계로, 어머니 대지의 자궁으로, 위대한 어머니, 근원적인 어머니에게로 되돌아가는 것을 의미한다.

우물에 뛰어듦으로써, 황금의 소녀는 대립적인 세계를 경험하게 된다. 일상적이고 우울한 신데렐라의 세계 대신, 소녀는 햇살이 비치는 화창한 봄날의 꽃이 만발한 초원을 발견한다!

어떤 개인의 생애에 새로운 출발이 시작되었을 때, 양극성은 무의식에 촘촘히 박힌다. 나는 한때 몹시 우울한 여인을 분석한 적이 있다. 치료 과정에서, 나는 그녀의 내면 상황을 그려 보라고 제안했다. 처음에는 자신의 내면 상황을 그린다는 것이 그녀에게 매우 힘들었는데, 그것은 그녀가 그림을 그리기에는 너무나 지쳐 있었기 때문이었다.

그녀가 그린 몇몇 그림은 모두 회색조였다. 그러던 어느 날 그녀는 회색으로 그림을 그렸는데, 오른쪽 반은 비워 두고, 나머지 반은 아름다운 꽃으로 가득 채웠다. 이것은 내면으로 향한 물결의 시작이다. 뭔가가 그녀의 무의식에서 만개하였다. 그러나 그것은 의식에서는 아직 보이지 않는다.

우리는 꿈에서도 우연히 비슷한 무의식의 만발한 꽃을 만난다. 성서에서 야곱의 꿈처럼, 현실에서는 결코 볼 수 없는 것을 꿈속에서는 볼 수 있다. 버림받은 개인은 천사나 하늘이 열리는 것을 경험한다(창세기 28:10). 자존감을 심각하게 훼손당한 사람들은 때때로 대립되는 긍정적인 내부 세계를 받아들이는 데 큰 어려움을 갖는다. 그것은 그들이 그 긍정적인 내부 세계를 현실로서 꿈에 만나기 때문이며, 그래서 그들은 꿈에 나타나는 긍정적인 내부 세계를 거부한다. "그것은 어디까지나 꿈일 뿐이야!" 그러나 꿈의 세계는 의식의 세계만큼이나 실제적이다!

'만발한 꽃'은 내면 세계의 화려함을 나타내고 우리로 하여금 성자 바울을 생각하게 한다, "우리는 지금 잠시 동안 가벼운 고난을 겪고 있지만, 그것은 한량없이 크고 영원한 영광을 우리에게 가져다줄 것입니다."(고린도후서 4:17). 이것은 우리가 다른 세계를 기다려야 한다는 것을 의미하는 것이 아니라, 우리 내면에 있는 천국을 의미한다. '만발한 꽃'은 일상생활의 우울함과 대비된다.

무의식으로의 침잠은 내면 여행의 시작을 의미한다. 황금의 소녀는 '자신의 감각을 다시 찾는다.' 그녀는 그 전에는 그녀 자신의 내면에 산 것이 아니라 자신의 주변에 살았다.

무의식으로의 침잠은 물로 뛰어드는 것이다. 꽃이 피어 있는 녹색의 초원 또한 촉촉한 물로 젖어 있다. 물은 양극성 차크라와 관련된 요소이다.

꽃이 핀 들판은 봄의 상징이므로 치유와 새로운 시작의 상징이기도 하다. 초원에서 소녀는 우울한 일상에 대한 양극성으로서 대지의 '녹색의 힘'을 만난다. 그녀는 차가운 어머니의 양극성으로서 태양의 빛과 따뜻함을 경험한다. 활력과 따뜻함은 홀레 아주머니의 속성이므로, 소녀는 꽃피는 봄날 초원의 형태로 만나고 있는 것이다.

태양신경총 차크라의 경험과 여름

그녀는 초원을 건너서 곧 빵들이 소리치고 있는, 빵으로 가득 찬 오븐으로 가게 된다. "나를 꺼내 줘! 나를 꺼내 줘! 그러지 않으면 나는 타고 말 거야! 나는 충분히 구워졌어!" 그녀는 오븐으로 가서 삽으로 모든 빵을 꺼냈다.

빵집의 오븐은 태양신경총 차크라의 상징이다. 이 차크라의 요소는 불이다. 불 속에서 그 전에 분리되어 있던 것들이 하나의 전체로서 구워진다.

1세기의 종교 문서에는 이것에 대해 말한다. "이처럼 빵이 산에 흩어져서 한 덩어리의 빵이 되어 합쳐지는 것과 같이, 너희 유대 민족은 세상의 끝에서부터 너희들의 왕국으로 가기까지 함께 할 것이다."[4] 이 문서는 시리아에 있는 초기 기독교 공동체의 경험으로부터 왔다. 그것은 12세기까지 지속된 관습이었다. 그곳의 기독교인들은 그들 공동체의 빵을 빵집에서 사지 않았다. 그들은 추수한 들판에서 이삭을 가져와, 그것들을 한데 모았다. 그런 다음 그것들을 함께 갈아서 빵을 구웠다. 흩어진 많은 곡식 낱알들은 한 덩어리의 빵이 되었다. 여러 곡식이 모여 한 덩어리의 빵이 되는 것은 불의 열기에 의한 것이다. 뜨거운 불은 우리의 삶인 빵집의 오븐에서 변형을 일으킨다.

이제 우리의 영혼에서 곡식 낱알을 어떻게 이해할 것인가? 그것들은 뿔뿔이 흩어진 인격의 부분들이다. 이 부분들은 하나로 통합되어 한 개인의 전체로서 구워지기를 원한다. 이것은 분리되지 않는 인격의 발달을 의미한다. 서로 다른 요소들을 하나로 구워 내는 이러한 과정은 밀폐된 용기에서의 '요리 과정'인 연금술로 묘사된다. 이것은 빵이 열에 구워질 때 빵집의 오븐 뚜껑이 닫히는 것과 일치한다. 뜨거운 빵집의 오븐은 여름의 이미지이며, 곡식이 익어가는 자연의 화학 반응을 촉발시키는 장치이다.

태양신경총 차크라의 상징은 전체가 되고자 하는, 대립적인 것의 통합을 야기하는 과정을 의미한다.

빵 덩어리들이 각각 "나를 꺼내 줘!" 하고 외치고, 소녀가 그것들을 하나씩 꺼낸다는 것은 의미심장하다. 빵들의 외침은 정해진 시간이 되었음을 의미한다. 신약 성서에서, 이것은 카이로스(Kairos)란 말로 표현된다.[5] 이것은 놓쳐서는 안 되는 정해진 시간이다. 사물들의 소리를 듣는 것은 중요하다. 내면의 소리뿐만 아니라, 외부 세계에서 우리를 부르는 소리를 듣는 것도 중요하다. 빵집의 오븐은 아기가 생기는 자궁의 상징이기도 하다. 시기가 무르익었을 때, 아기는 생명을 얻는다.

예를 들어, 성 아우구스티누스는 『고백록』 제8권에서 말하기를, 그는 매우 의기소침해질 때 소년이나 소녀의 목소리를 되풀이해서 들었다고 한다. "가져가서 읽어라, 가져가서 읽어라." 그는 울기를 멈추고 이 소리를 성서를 펼치라는 성스러운 명령으로 해석하여, 성서를 펼치고 읽었다. 성 안토니는 자신을 일깨워야겠다고 느낄 때 복음서부터 로마서까지 읽었다고 한다. "자, 네가 가지고 있는 것을 버리고…… 그리고 나를 따르라." 성 안토니는 그 구절을 읽으면서 우리에게 이야기했고, 그 순간에 신으로 변했다. 성 아우구스티누스는 그 구절을 읽으면서 돌아다닌 까닭으로 그의 모든 불확실성이 사라졌으며, 문득 그가 신을 섬기도록 부름을 받았다는 것을 알자 그의 생은 영원히 바뀌었다.[6] 그것이 그들의 삶을 결정적으로 바꾼, 많은 사람들에게서 일어난 외부 세계로부터의 부름이다. 우리는 그 부름에 유의해야 한다.

나 역시 식당의 테이블에 놓인 신문을 아주 우연히 주목하게 된 사람에 관해 들은 적이 있다. 그는 이미 신문 옆을 지나갔다. 그러자 마치 신문이 그를 부르는 것 같아서, 그는 되돌아와 신문을 급히 넘겼다. 그는 오직 그 신문에만 나온 광고를 보게 되었다. 그는 광고주에게 연락을 하게 되었고, 특별한 방법으로 그의 삶을 풍족하게 만들었다. 그 신문이 그를 외부에서 불렀다. 그는 이 부름을 들었고 그것에 응답했다.

부름을 듣는다는 것은 기회가 왔을 때, "이것이 지금 중요한 그 무엇이다!"라는 걸 알아, 기회 속으로 뛰어들어, 기회가 주는 이익을 잡는 것을 의미한다. 아마도 우리는 두려워서 "지금 말고, 다음에."라고 말할 수도 있다. 그러나 다음이 있을지 우리가 어떻게 알겠는가? 일반적으로 다음은 없다. 바로 지금 상황이 존재하고, 당신이 참여하기를 요청한다. 만약 우리가 이 기회에서 이익을 취하지 않는다면, 비록 삶이 우리에게 미래에 다른 상황을 가져다줄지라도, 기회가 많이 있는 것은 아니다! 각 상황은 고유한 것이며, 기회는 잡지 않으면 지나가 버린다. 삶이 부를 때, 이것은 때때로 "당신이 두려워하는 것을 하

라. 그러면 두려움은 어느 순간 사라질 것이다!"를 의미한다. 어떤 순간에는 이 문장이 나에게 큰 힘이 되었다. 때때로 우리는 '우리 자신을 바보로 만드는 용기'가 필요하다. 삶의 부름은 우리의 이미지보다 더 중요하고, 다른 사람들에게서 듣는 좋은 평판보다 더 중요하다! 지금 당장 하지 않으면 안 되는 일이 있다.

각각의 빵 덩어리들이 "나를 꺼내 줘."라고 부르는 것은, 개개인에게 부과된 일을 신중하게 다루어야 한다는 것을 의미한다. 우리는 세부적인 사항들을 무시해서는 안 된다!

가슴 차크라의 경험과 가을

우리의 어린 소녀는 계속 걸어가서 사과가 가득 열린 나무에 이르렀다. "나를 흔들어 줘! 나를 흔들어 줘!" 하고 나무가 외쳤다. "나의 사과는 모두 익었어!" 그녀는 사과가 빗방울처럼 모두 아래로 떨어질 때까지 나무를 흔들었다. 그런 다음 그것들을 한 곳에 모아 놓고, 다시 걸어갔다.

사과는 전체성의 상징이다. 사과를 열십자로 자르면, 그 중심에 다섯 부분으로 이루어진 핵이 있는 만다라(mandala)를 발견할 수 있다. (그림 32를 보라.)

사과는 가슴 차크라를 상징한다. 가슴 차

그림 32. **사과 만다라**

크라는 전체성 그리고 성숙과 관계가 있다. 태양신경총 차크라의 과정은 완성에 이르렀다. 이제 수확하는 것이 중요하다. 빵 덩어리들은 개별적으로 "나를 꺼내 줘!" 하고 외치는 반면, 나무에는 더 많은 사과들이 있지만 나무는 "나의 사과는 모두 익었어!"라고 한다. 전체성을 상징하는 나무는 "나를 흔들어 줘!" 하고 외친다. 이것은 개개의 사과들이 전체의 부분들이라는 것을 의미한다. 그들은 하나로 통합된다. 그리고 다시 한 번 '어떤 것들'이 호출되고 있다. 그리고 삶이 전체의 부분들과 함께 그 어떤 것들을 호출한다. 이 호출은 여름 동안에는 '다가올' 것에 해당하는 것이라면, 가을의 호출은 '지금'에 해당하는 것이다. 이것은 또한 삶의 주기에 적용된다! 어린 시절, 그리고 청소년기에 이어 성인이 되고, 그리고 성숙기에는 더 이상 올 것에 휩쓸리지 않고 다만 현재에 머문다.

가슴 차크라는 차크라의 중심이다. '하부'의 차크라를 통과하여 '상부'의 차크라가 시작하기 전에 휴식을 취할 시간이다.

사과는 전체성의 상징일 뿐만 아니라 에로스의 상징이기도 하다. 사랑은 우리를 통합시키는 요소들의 연결 고리다. (자석을 프랑스어로 aimant라 하는데, 이는 '사랑하는 사람'이란 뜻으로 '끌어당기다', '하나가 되다'라는 의미이다.) 반대편의 모든 것은 가슴 차크라에서 사랑을 통해 통합된다. 에로스의 사랑 없이는 전체가 되지 않는다. 자기실현은 에로스적 사랑의 사건이다. 자기실현은 내적 형상들과 관계되는 것으로, 그렇기 때문에 내적 형상들은 우리와 더 가까워진다.

목구멍 차크라의 경험과 겨울

마침내 우리의 어린 소녀는 나이 든 여인이 창 밖을 바라보고 있는 작은 오두막에 이른다. 나이 든 여인은 큰 이빨을 가지고 있어서 소녀를 놀라게 한다. 소녀가 도망가려고 하자, 나이 든 여인이 외쳤다. "얘야, 왜 두려워하느냐? 나와 함께 있으렴. 네가 집안일만 잘 하면 모든 것이 너에게 좋게 될 거야. 너는 오직 나의 침대를 조심해서 깨끗하게 청소하고, 깃털이 날리도록 이불을 잘 흔들어 주면 돼. 그러면 지구에 눈이 내릴 거야. 왜냐하면 나는 홀레 아주머니이기 때문이야." 나이 든 여인이 아주 친절하게 말했기 때문에, 소녀는 용기를 내어 그녀에게 봉사하기로 한다. 소녀는 모든 것을 나이 든 여인이 만족하게끔 돌보았고, 이불의 깃털이 마치 눈송이처럼 흩날리도록 털었다. 그 보답으로, 나이 든 여인은 그녀를 잘 대해 주었다. 그녀는 소녀에게 불친절한 말은 결코 하지 않았으며 매일 그녀에게 삶거나 구운 고기를 주었다.

이제 홀레 아주머니(할더(Hulda) 아주머니라고도 함)가 나타난다. 지금까지 무의식의 경험은 가능성의 영역인 초원, 빵집의 오븐, 사과나무에 있었다. 그들은 모두 외부 세계에 존재하지만, 이제는 초월이 작용하기 시작한다. 이것은 목구멍 차크라의 기능이다. 세속적이고 외부적인 것들은 초월적이고 심원한 내적인 것으로 변형하게 된다. 다른 차원이 나타난다.

홀레 아주머니는 자신을 말로 소개한다. "나는 홀레 아주머니야."

이것은 우리가 호머(Homer)의 찬가에서 만나게 되는 그리스 여신의 출현을 암시한다. 예를 들면, 이것은 왜 데메테르가 그녀 자신을 여러 가지 다른 모습으로 나타내는가와 같은 맥락이다. "나는 데메테르다." 디오니소스도 말한다. "나는 디오니소스다."[8] 예수도 여러 곳에서 "나는 ……이다."라는 형식을 사용했다[9](예를 들어, 그는 사울을 만났을 때 "나는 예수다."[10]라고 말했다). 이러한 형식을 통해 불가사의한 존재의 어떤 것이 표현된다.

홀레 아주머니는 누구인가? 기독교 이전의 여러 여신들의 형상이 그녀 안에 같이 흐르고, 그 뒤에는 궁극적으로 위대한 어머니, 마그나 마테르(Mgna Mater)가 있다. 홀레 아주머니는 신성한 어머니 여신이다. 그녀의 이름은 '친절함'의 할더(Hulda) 와 헬(Hel: '지하 세계') 둘 다를 포함한다. 헬은 감춘다는 의미를 가지는 것으로 지하 세계를 가리킨다. 위대한 어머니의 이러한 은폐는 헬(동굴)에서 일어난다. 주는 어머니와 받는 어머니가 모두 헬의 상상 속에 살고 있다. 큰 이빨은 우리가 봄날의 초원에서 이미 만났던 활력의 표현이기도 하고, 꽉 잡는 것, 무는 것 그리고 나이 듦이기도 하다. 홀레 아주머니는 기본적으로 강력한 나이 든 여신이다. 한편, 그녀는 소녀를 "얘야." 하고 사랑스럽게 부르며, 소녀에게 '결코 불친절한 말'을 하지 않는다. 착한 소녀는 여기서 외부 세계와 대립되는 세계를 만난다.

외부 세계에서 어머니에게 거부당한 후, 황금의 소녀는 이제 수용적인 어머니를 만나게 된다. 가혹한 어머니로 인한 심각한 정신적 외상은 궁극적으로는 영혼의 내부에 있는 위대한 모성의 만남을 통해서만 치유될 수 있다. 여성이 아무리 많은 긍정적인 여인을 만나더라도, 그녀에게 뿌리 깊은 부정적인 모성의 경험이 있다면, 대립의 경험에 대해서 충분히 강하지 못하다. 대신에, 위대한 모성은 그녀 내부에 단단히 자리 잡아야 한다. 이 신성한 위대한 모성은 부정적인 모성 경험도 포함하므로 비로소 치유 과정이 시작된다. 위대한 모성 안에서는 부정적인 모성과 긍정적인 모성이 따로따로 경험되는 것이 아니라 함께 경험된다. 모든 것은 위대한 모성 안에 포함된다. 위대한 모성과의 만남은 궁극적으로는 신과의 만남이다. 왜냐하면 우리는 신 안에 모든 것이 포함되어 있음을 발견하기 때문이다.

비극적이게도, 기독교의 신의 이미지에는 위대한 모성인 홀레 아주머니가 분리되어 있다. 기독교에서는 위대한 모성은 성모 마리아에게 할당하고 '부정적'인 것은 마녀에게 할당했다. 이러한 분리를 통해 성모 마리아는 지나치게 격상되어 유일하게 '선한' 그리고 결국은 비세속적인 밝음이 되고, 마녀는 유일한 '악'이요, 그래서 짙은 '어둠'이 되었다.

양극화는 항상 '도가 지나친' 것이다. 디아블로('악마')는 분리하는 자이다. 한편, 우리는 상징으로서의 신을 만나며, 그 의미는 대립들의 통합이다. 그래서 이것은 서로에게 되돌아가는 길을 찾는 깃대를 의미한다. 감사하게도 홀레 아주머니의 동화는 보존되어져, 위대한 모성은 우리 내부에 생생하게 살아 있고 적어도 이곳에 있다!

보다 높은 영역에 대한 홀레 아주머니의 책임은 눈(雪)으로 명백해진다. 눈은 홀레 아주머니가 어머니 대지 즉 그녀 자신을 덮기 위해 사용하는 깃털 퀼트이기 때문에 동화는 불가사의한 홀레 아주머니의 측면을 드러낸다. (거위는 위대한 모성의 속성이기 때문에 깃털은 홀레 아주머니에 속한다.) 사람들이 눈(雪)을 볼 때, 그들은 홀레 아주머니를 기억한다. 독일의 어떤 지역에서는 사람들이 눈이 내리면 "홀레 아주머니가 자신의 깃털 퀼트를 턴다."라고 말한다. 모든 자연적인 과정과 마찬가지로, 눈이 내리는 것도 보다 깊은 차원이다.

소녀가 한 집안일도 역시 중요하다. 전에는 그것은 노예로 만드는 신데렐라의 일이었다. 그러나 이제는 해방시키는 홀레 아주머니의 일이다. 홀레 아주머니를 위해 집을 지키는 것은 여인이 되는 것을 연습하는 것을 의미한다. 퀼트를 터는 것은 이 점을 분명하게 한다. 표면적인 수준에서 구체적인 분명한 무엇인가를 할 때, 보다 깊은 차원에서 무엇인가가 일어난다.

제3의 눈 차크라의 경험

홀레 아주머니와 지내면서 얼마의 시간이 흐르자, 소녀는 무척 슬퍼진다. 처음에는 왜 그런지 몰랐지만, 마침내 집을 그리워한다는 것을 알게 된다. 비록 이곳의 모든 것들이 집에 있는 것보다 훨씬 나았지만 소녀는 집으로 돌아가고 싶었다.

드디어 그녀는 홀레 아주머니에게 "나는 정말 집으로 돌아가고 싶어요. 여긴 정말 모든 것이 다 좋지만, 나는 집으로 돌아가고 싶어요."라고 말한다.

"집으로 돌아가고 싶다니 기쁘구나!" 하며, 홀레 아주머니는 "네가 성심껏 나에게 봉사했으니 그곳까지 바래다 주마."라며 소녀를 안내한다.

모든 것은 어떤 시점에서 끝이 나게 마련이다. 자기실현의 과정, 또는 분석의 도움으로 내적 여행을 했다 할지라도 이 모든 여정은 어떤 시점에서 끝을 맞게 된다. 우리의 내부 깊숙한 곳에서 이루어진 경험들이 일상생활의 시험을 견뎌야만 한다는 것은 여기서 분명해진다. 이 "나는 돌아가야만 한다."는 내적 욕구 때문에 피할 수 없이 어떤 것을 행해야 하는 것으로, 신약 성서의 강한 '해야만 한다(must)'를 회상하게 한다.[11] 그것은 황금의 소녀의 내부에서 깨어난 새로운 행위들에 대한 강한 욕구이기도 하다. 내향적인 모습이 나타난 후에 외향적인 모습, 즉 반대 움직임이 나타난다. 반대의 욕구가 새로이 나타나는 것이다. 내적 깊이에 대한 경험은 일상생활 속에서 입증되어야 한다. 영적 경험들은 뿌리를 내려야 하고, 다시 일상생활 속에서 드러나야 한다. 홀레 아주머니는 그것이 소녀의 의지이기 때문에 찬성한다. '주기도문 차크라 명상'은 제3의 눈 차크라와 다음의 말로 연결된다. "아버지의 뜻이 하늘에서와 같이 땅에서도 이루어지소서."[12] 이것은 자기(the true Self)의 의지가 자아(ego)의 의지가 된다는 것을 의미한다. 홀레 아주머니—위대한 어머니, 내면의 여신—가 원하는 것은 이제 소녀가 원하는 것이기도 하다는 것이다. 제3의 눈의 초점은 조화에 있다.

왕관 차크라의 경험

홀레 아주머니는 소녀의 손을 잡고 커다란 문으로 간다. 문이 열렸을 때 입구 바로 아래에 서 있는 소녀에게 금이 쏟아져 내리는데, 그 금들은 소녀에게 찰싹 달라붙어 그녀는 완전히 금으로 덮이게 된다. "네가 아주 부지런히 일했으니까 이 금을 가져가거라."라고 홀레 아주머니는 말하고, 우물에 빠졌던 베틀의 북을 돌려 준다. 그런 뒤, 갑자기 문이 닫히고, 소녀는 계모가 있는 집에서 그리 멀지 않은 곳에 자신이 돌아와 있음을 발견하게 된다. 그녀가 뜰에 들어서자, 우물가에 앉아 있던 닭이 "꼬끼요오-" 하며 말한다. "황금의 소녀야, 너에게 무슨 일이 일어났니?"

그녀는 계모의 집에 들어가는데, 그녀가 금으로 덮여 있는 것을 보자 계모와 의붓언니는 그녀를 따뜻하게 맞아 준다.

소녀가 금으로 덮여 있다는 것은 내부 깊은 곳으로부터 바깥세상으로 선물을 가져왔다는 것을 의미한다. 그녀의 머리에 떨어진 금은 왕관 차크라를 상징한다. 몇몇 다른 동화에서는 금으로 된 지붕이나 금으로 된 머리카락이라고 말하기도 한다. 금은 완전함 또는 영원히 지속되는 어떤 것을 의미한다. 황금의 소녀는 내부 깊숙한 곳으로부터 변화되어 나온 것이다. 그녀는 더 이상 어린 소녀가 아니라 '나의 황금의 여인(my Golden Maiden)'인 것이다.

베틀의 북은 다시 표면으로 떠오른다. 고된 일상의 상징은 단순히 사라진 것이 아니라, 그것을 함께 가져왔기 때문에 여전히 존재한다.

지금까지 우리가 겪은 모든 것은 인생의 한 부분이지만, 인생은 계속 되고, 인생의 실은 여전히 감긴다. 황금의 소녀는 이제 새로운 '영적 기운', 새로운 자존감을 가지게 된다. 심지어 계모와 의붓언니조차도 그것에 감명을 받아 이전처럼 함부로 그녀를 대할 수 없다. 이제 그녀는 내적 힘을 가졌기 때문에 더 이상 다른 사람이 말하는 대로 따르는 겁많은 소녀가 아니다. 황금의 소녀는 주변 사람들을 다소 겁먹게 만드는 그녀의 자기(Self)에 대해 새로운 자각이 생겼다.[13] 사람들이 내면의 여행을 마치고 영적 기운을 지니게 되면, 그들을 둘러싸고 있는 세계로부터 다르게 대접받는다. 대개는 더한 존경을 받는다.

추한 소녀의 길

황금의 소녀가 자신에게 무슨 일이 일어났으며 어떻게 해서 금을 얻게 되었는지 그 경위에 대해 말하자, 계모는 추하고 게으른 그녀의 친딸도 똑같은 행운을 얻을 수 있도록 일을 꾸미고 싶어 한다. 그녀의 딸은 우물가에 앉아 가시로 손가락들을 찔러 베틀의 북을 피로 물들인다. 그녀는 피에 물든 북을 우물 안으로 집어던지고선, 자신도 그 안으로 뛰어든다. 황금의 소녀와 마찬가지로 그녀도 아름다운 초원에 도달하여 자신의 동생과 똑같은 길을 걸어가게 된다. 그녀가 오븐 가까이 오자 빵이 소리를 지른다. "나를 꺼내 줘!" 그러나 그 게으른 소녀는 "널 꺼내면 더러워질 테니 그러기 싫어!"라고 답하며 계속 걸어가다가, "나를 흔들어 줘! 나를 흔들어 줘!"라고 외치는 사과나무에 다다르자 이렇게 답한다. "진심으로 하는 말이니? 사과가 떨어져 내 머리라도 다치면 어쩌려고!"

이렇게 계속 걷다가 홀레 아주머니의 오두막에 이르렀으나, 그녀는 그 나이 든 여인의 커다란 이빨에 대해 이미 들어 알고 있었기 때문에 별 두려움을 느끼지 않는다. 그리고 누가 시키지도 않았는데도 스스로 집안일을 하기 시작한다. 첫째 날에는 금을 얻기 위해 열심히 일하려 애쓰고 홀레 아주머니의 말에 순종하지만, 둘째 날에는 빈둥거리기 시작하고, 셋째 날에는 완전히 일에서 손을 놓아 버린다. 사실 그녀는 잠자리에서 일어나기조차 귀찮았고, 원래 해 놓아야 하는 홀레 아주머니의 침대 정리와 이불을 흔들어 깃털을 날리게 하는 것도 하기가 싫었다. 곧 홀레 아주머니는 짜증이 나서 그녀를 내보내려 한다. 그 게으른 딸은 이제 곧 금 세례를 받아 집에 돌아갈 생각에 너무나 기뻐한다. 홀레 아주머니는 문까지 그녀를 데려가 금 대신 검은 기름 찌꺼기가 담긴 주전자를 그녀에게 붓는다.

"네가 한 일에 대한 대가다."라고 홀레 아주머니는 말하며 문을 닫고 사라진다. 게으른 소녀는 검은 기름 찌꺼기를 뒤집어쓴 채 집으로 돌아오는데, 그녀를 본 수탉은 다음과 같이 울어댄다. "꼬끼오! 더러운 소녀야, 무슨 일이 있었니?" 불행히도 검은 기름 찌꺼기는 죽을 때까지 벗겨지지 않는다.

계모는 황금의 소녀를 시샘하여 그녀의 딸도 똑같은 행운을 가졌으면 한다. 질투는 긍정적인 투사로 이어질 수 있으며, 그와 같은 투사는 우리 자신을 어떤 가능성으로 이끌어 준다.

그러나 추한 소녀는 너무 게으른 나머지 질투조차도 하지 않는다. 이에 계모가 행동을 취한다. 타인에 의해 내면의 여행을 떠나게 되면 시작부터가 문제다. 결과는 이해 대신 모방이 된다. 모방은 변형 또는 자기 변화가 없는 길이다. 추한 소녀는 모방을 하면 자신도 원하는 목표에 이를 수 있다는 그릇된 개념을 가지고 있었으며, 그녀의 그 목표란 것은 가능하면 쉽게 최고의 것을 가지려는 것을 의미하는 것이었다.

추한 소녀는 내부에서 나오는 괴로움의 압박이란 것은 전혀 없이, 자기 자신의 어떤 욕구도 없이, 그릇된 목표 개념을 가지고 내면으로의 여행을 시작한다. 당연히 끝이 좋을 수 없다. 추한 소녀는 어떤 필요에서 행동을 취한 것이 아니고, 그렇게 해야 하는 아무런 이유도 없이 정신세계로의 모험에 자신을 내던진 것이다. 이러한 소녀에 대해 현대에 말하기를, "그녀는 자신의 무의식의 부름을 알아채지 못한다. 그녀는 자신으로부터 도망친다. 바로 이것 때문에 일생 동안 무의식의 검은 기름 찌꺼기가 그녀를 따라다니게 되는 것이다. 그녀는 더 이상 깊은 곳으로부터의 부름에 응할 수 없다. 그녀는 소비아(Consumer Child), 즉 TV 세대이다. 그녀는 아름다운 모든 것들로부터 고립되어 인생의 무대에서 허둥댄다. 자신을 찾기 위해 혹은 평생 따라다니는 자신의 검은 기름 찌꺼기를 보지 않기 위해 마약을 하게 될지도 모른다."[14]

이와 같이 동화의 해석이 물질의 '단계'일 때 추한 소녀는 황금의 소녀와는 완전히 다른 인물이 된다. 그러나 주관적인 관점으로는 다음과 같이 해석할 수도 있다. 황금의 소녀와 추한 소녀는 사실은 똑같은 한 인간의 양면이다.[15] 이러한 모습들은 우리가 삶을 어떻게 형성할지에 대한 두 가지 가능성을 보여 준 것이다.

추한 소녀가 취한 행동은 열성이라고는 전혀 없는 것이다. 아무런 욕망도 없으며 사물들의 부름에 응하지 않고, 제때에 자신에게 알맞은 행동을 하지 못해, 인생의 좋은 기회를 놓쳐 버리게 되는 것이다. 추한 소녀는 "예, 하지만" 타입의 사람이다. 그런 사람들은 내면의 여행을 떠나지 않으려고 항상 이유를 댄다.

추한 소녀는 홀레 아주머니를 두려워하지 않는다. 그녀는 이미 이론적으로는 모든 걸 알고 있다. 그녀를 놀라게 할 만한 것은 아무것도 없다. 그래서 "두려워하지 말라."라는 말(그녀는 두려움(tremendum)[16]을 경험하지 못한다)이나, "나는 홀레 아주머니다."라는 계시의 말(그녀는 황홀(fascinosum)을 경험하지 못한다)을 듣지 못하는 것이다. 추한 소녀는 출발 시간에 대해서도 아무런 느낌이 없다. 홀레 아주머니는 그녀를 보내 버린다. 내부의 찌꺼기, 다시 말해 내부의 변형되지 않은 깊숙한 곳의 검은 기름 찌꺼기는 바깥에서도 보이게 되는 것이다. 내면으로 여행을 떠나지 않는 사람들은 그런 찌꺼기가 달라붙어 평생 동안 따라다니게 될 것이다.

추한 소녀와 황금의 소녀 모습은 내면의 여행에 대한 두 가지 가능성을 보여 준다.

만일 우리가 추한 소녀의 삶을 살아왔다면, 지금이라도 새로이 시작할 수 있는 가능성이 남아 있다. 그 과정에서 우리가 먼저 깨달아야 할 점은 어떻게 그 찌꺼기(불운)를 다룰지 하는 것이다. 그것은 내적 마음가짐의 외적 표출로 나타난다. 그러므로 내적 마음가짐을 바꾸는 것이 중요하다. 모방하거나 "예, 하지만"이라고 말하기보다는 인생의 부름에 응답하고, 그러고 나서 황금의 소녀가 우리에게 보여 준 길을 걸어가야 한다.

삶의 여정 그리고 차크라의 길

차크라를 통한 길은 개인적인 길일 뿐만 아니라 인류의 길이기도 하다. 융은 역사에서도 쿤달리니의 과정을 볼 수 있다고 했다. 자신의 위장에 신경이 쓰이는 무엇이 있다는 것을 알아차린 원시인이 발전시킨 첫 단계는 배에 대한 의식이다. 다음 단계는 호모 사피엔스의 횡격막 의식으로, 이들은 호흡의 긴장 상태나 심장 박동수의 변화에 따라 어떤 감정을 느꼈다. 머리도 영향을 받을 수 있다는 것은 현대인이 알아챘다.[1] 이 발달의 단계는 그림 33과 같이 11세기의 조각에 나타나 있다.[2]

그림의 조각에 있는 원들은 의식의 경험으로 해석될 수 있다. 그것들은 중세인들이 낮은 단계(배 부분)와 중간 단계(횡격막과 가슴 부분)에서뿐만 아니라 머리에서도 움직이는 무엇인가를 느꼈음을 보여 준다. 이것은 그들이 이 부위들에서 차크라를 느꼈음을 의미한다.

융은 현대인들의 경우 어떤 사람들은 여전히 스와디스타나 또는 마니푸라에 있는 반면, 가장 발달된 단계의 사람들은 아나하타에 이르렀다고 생각했다.[3]

전체적으로 인류에 적용된 것이 개개인에게 꼭 적용되어야 할 필요는 없다. 나는 이것이 진실이라고 생각하지 않는다. 모든 인간은 차크라의 길을 걷고, 각 개인은 그들의 '단계'에서 자신의 경험들을 강화하도록 부름을 받을 것이다. "무의식에 있는 모든 것은 외적으로

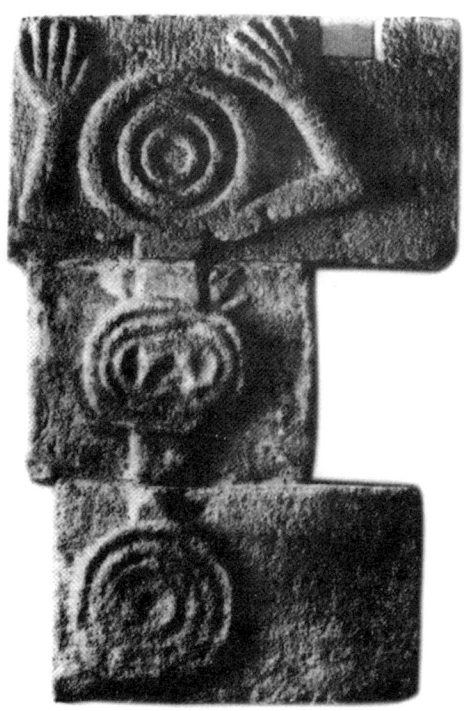

그림 33. **튀빙겐의 야고보 교회의 부조: 11세기**

표현되기를 바라고, 성격 또한 무의식 상태에서 나와 통일된 하나로서 경험되기를 원한다."[4]

차크라의 길은 우리 모두가 삶에서 겪는 길이다. 이것은 명상 중 다양한 차크라 길에서 만나는 매 순간의 상황에서뿐만 아니라 우리 삶 전체에 적용된다. 차크라의 길은 여행을 떠나는 것과 비교하면 된다.

뿌리 차크라는 여행의 시작점이다. 여기에서 우리는 여행을 위해 필요한 옷, 식량, 그리고 필요한 모든 준비물을 갖춘다. 대지는 이 모든 것을 우리에게 제공한다.

양극성 차크라에서, 우리는 출발의 위험을 무릅쓴다. 우리는 불안한 내면에 의해 타격을 입고, 여행을 떠나야만 한다는 것을 알게 된다. 사실 우리는 여행의 첫걸음을 내디딘 것이다.

태양 신경총 차크라는 여행의 시련을 상징한다. 우리는 사막과 황야, 불타는 듯한 더위 그리고 살을 에는 추위, 갖가지 위험들의 위협을 받으며 방황한다.

가슴 차크라는 휴식 장소를 나타낸다. 이곳에서 고요함과 휴식을 즐긴다. 먹고 마시고 다른 사람들과 사귐을 즐긴 후 다시 여행에 나선다.

목구멍 차크라에서 우리는 여행의 동행자로 천사와 내면의 조력자들과 조우하게 된다. 우리는 다른 세상과 내면의 조력자들 안에 있는 우리 자신을 만나게 된다. 조력자들은 우리가 잘못된 길로 가는 것을 막고 위험으로부터 보호해 준다.

제3의 눈은 우리의 안내자, 내면의 목소리 그리고 신의 목소리를 나타내며, 여행하는 동안 우리를 바른 길로 안내해 준다.

왕관 차크라는 여행의 목적지이다. 그것은 우리 모두가 가고자 하는 '천상의 예루살렘'[5]이다.

차크라의 길은 삶의 여정을 상징한다. 차크라 명상에서 각각의 단계를 반복해서 수련하고, 뒤돌아보기도 하고 미래를 내다보기도 하면서, 우리는 성숙해 나가는 것이다. 그 과정은 결국 우리를 자기실현과 전체성으로 이끌어 줄 것이다.

주석

제1부 차크라 - 동양과 서양

개별화 과정과 차크라의 상징

1. 아서 아발론, 『쿤달리니의 힘』(마드라스: 가네쉬, 1918)
2. 린다 피어츠와 토니 볼프가 편집하고 1933년 취리히에서 등사판으로 인쇄된 독일어 논문 『Prof. Dr. J. W. 하우어 세미나 보고, 1932년 10월 3-10』을 보라. 그리고 C. G. 융, 『정신치료의 실제』, 융 전집(The Collected Works), 제16권(프린스턴: 프린스턴대학출판, 1954), 540페이지 이하(그 세미나들은 린다 피어츠와 토니 볼프가 편집했으나 영어로 출판된 것은 없으며, 이 책에 실린 내용은 독일어를 번역한 것이다; 앞으로 이 논문에 관련된 참조물은 피어츠-볼프로 약기될 것이다.
3. 다른 책은 최근에 영어로 출판되었다. 사실 이 책은 내 책의 독일어판이 출판된 직후에 발행되었다. 나의 책을 읽는 사람들은 가능한 많은 주해를 원할 수 있다. C. G. 융, 『쿤달리니 요가의 심리학: 1932년의 세미나 주해』, 소누 샤메다사니 편집, 볼링겐 시리즈 XCIX(프린스턴: 프린스턴대학출판, 1996)을 참고하라.
4. C. G. 융, 『심리학적 유형』, 융 전집 제6권(프린스턴: 프린스턴대학출판, 1971), 757페이지 참조. 이 책에 관한 참조는 앞으로 CW 6으로 약기한다.
5. C. G. 융, 『인간과 상징』(뉴욕: 라우렐/ 델, 1968), 163페이지, M. L. 폰 프란츠를 참조하라.
6. C. G. 융, 『인간과 상징』, 164페이지, M. L. 폰 프란츠를 참조하라.
7. CW 6, 762페이지를 참조하라.
8. C. G. 융, 『인간과 상징』, 163페이지, M. L. 폰 프란츠를 보라.

9. C. G. 융, 『인간과 상징』, 65-229페이지; 그리고 CW 6, 756-762페이지를 참조하라.
10. C. G. 융, 『원형과 집단무의식』, 융 전집 제9i(프린스턴: 프린스턴대학출판, 1959), 81 페이지 이하; C. G. 융, 『상징적인 삶』, 융 전집 제18권(프린스턴: 프린스턴대학출판, 1976), 17; 린다 피어츠와 토니 볼프 편집, 『Prof. Dr. J. W. 하우어 세미나 보고, 1932년 10월 3-8일』, 153페이지 이하(독일어로 번역). 앞으로 융 전집의 참고 자료는 CW 9i와 CW 18을 참조하라.
11. C. G. 융, 『인간과 상징』, 224페이지.
12. 융의 CW 9i, 81-82; 융의 CW 18, 17, 그리고 피어츠 볼프(독일어) 153페이지를 참고하라.
13. 예를 들어 11세기 독일의 튜빙겐에 있는 야고보 교회의 조각물은 이 책의 225페이지에 삽화로 있다.
14. 융의 CW 18과 17을 참조하라.
15. 폴 알렌이 편집한 『크리스티안 로젠크로이츠 명시 선집(A Christian Rosenkreutz Anthology)』(블라우벨트, 뉴욕: 루돌프 스타이너 출판, 1968)를 참고하라. 화학적 결혼에 있는 부분을 보라. 그 외에도 다른 번역문들이 있다.
16. 이 주제에 대해서도 쓴 것이 있다. A. 비틀링어의 『예수의 길(Der Weg Jesu)』(뮌헨: 드뢰머/ 노어, 1995) 37페이지 이하, 147페이지 이하를 참고하라. 성서에 있는 부분과 이 책에 있는 동화도 참고하라.
17. C. G. 융, 『비전 세미나』, Book One (취리히: 스프링, 1976), 143 페이지 참고.
18. C. G. 융, 『비전 세미나』, Book One (취리히: 스프링, 1976), 143페이지 참고.
19. C. G. 융, CW 18, 17페이지 참조.
20. C. G. 융; CW 18, 1331페이지 참조.
21. C. G. 융의 CW 9i, 그림 25를 참조하라. 이것은 C. G. 융과 리처드 빌헬름의 『황금 꽃의 비밀』(영국; 루틀리지와 케건 폴, 1931)에서도 재판되었다, 삽화 5.
22. CW 9i, 679페이지 참조
23. C. G. 융과 리처드 빌헬름, 『황금 꽃의 비밀』, 그림 5의 설명.
24. 융의 CW 9i, 679페이지를 참조하라. 괄호 안은 내가 삽입한 내용임.
25. 피어츠-볼프의 111페이지, C. G. 융을 참조하라. 독일어로 된 것을 번역하였다.
26. 피어츠-볼프의 60페이지, J. W. 하우어를 참조하라. 독일어로 된 것을 번역하였다.
27. 피어츠-볼프의 34페이지, J. W. 하우어를 참조하라

28. 피어츠-볼프의 34페이지 이하, J. W. 하우어를 참조하라.
29. 피어츠-볼프의 35페이지, J. W. 하우어를 참조하라

분석 심리학의 관점에서 본 차크라의 상징

1. 린다 피어츠와 토니 볼프 편집, 『Prof. Dr. J. W. 하우어, 세미나 보고, 1932년 10월 3일-8일』(취리히: 심리학 클럽, 취리히, 1933)의 등사판의 C. G. 융. 이것과 이 세미나에서 따온 다른 구절들은 독일어로 되어 있는 것을 번역한 것이다. 피어츠-볼프로 참조되었다.
2. 피어츠-볼프, 112페이지, C. G. 융
3. 피어츠-볼프, 112페이지, C. G. 융
4. 피어츠-볼프, 131페이지, C. G. 융
5. 피어츠-볼프, 121페이지, C. G. 융
6. C. G. 융, 『비전 세미나』, Books One and Two(취리히: 스프링, 1976), Book Two, 420페이지.
7. C. G. 융, 『비전 세미나』, Book Two, 421페이지.
8. C. G. 융, 『비전 세미나』, Book Two, 406페이지 이하.
9. C. G. 융, 『비전 세미나』, Book One, 143페이지.
10. 마리 루이제 폰 프란츠, 『연금술: 상징주의와 심리학 서문』(토론토: 이너 시티, 1980), 222페이지.
11. C. G. 융, 『비전 세미나』, Book Two, 407-408페이지.
12. C. G. 융, "쿤달리니 요가의 심리학적 논평, 강의 3, 10월 26일", 스프링, 1976.
13. 피어츠-볼프, 134페이지. C. G. 융. 코끼리는 비슈디의 상징적인 동물이다.
14. C. G. 융, "쿤달리니 요가의 심리학적 논평, 강의 3", 6페이지.
15. C. G. 융, "쿤달리니 요가의 심리학적 논평, 강의 3", 8-9페이지.
16. C. G. 융, "쿤달리니 요가의 심리학적 논평, 강의 3", 9페이지
17. C. G. 융, "쿤달리니 요가의 심리학적 논평, 강의 3", 17페이지
18. 융은 이 내면의 통찰력을 '이면의 관찰력'이라고 한다. 『기억, 꿈, 회상』(뉴욕: 판테온, 1963) 50페이지 참조.
19. A. 비틀링어, 『주기도문』(뮌헨: 코젤 출판사, 1990), 87페이지 이하

20. C. G. 융, "쿤달리니 요가의 심리학적 논평, 강의 3", 17페이지.
21. C. G. 융, "쿤달리니 요가의 심리학적 논평, 강의 3", 19페이지.
22. C. G. 융, "쿤달리니 요가의 심리학적 논평, 강의 3", 17페이지.
23. 피어츠-볼프, 144페이지, C. G. 융.
24. C. G. 융, "쿤달리니 요가의 심리학적 논평, 강의 3", 18페이지.
25. M. L. 폰 프란츠, 『연금술』, 223페이지.

제2부 **차크라-정의**

차크라의 상징과 차크라의 길

1. S. 월리만, 『양극의 역류』,(프라이버그: 바우어 출판사, 1998), 4페이지 이하 참조. C. G. 융, 『상징적인 삶』, 융 전집 제18권(프린스턴:프린스턴대학출판, 1976), 1331페이지; A. 비틀링어, 『주기도문』(뮌헨: 코젤 출판사, 1990), 12페이지 이하.

뿌리 차크라

1. 린다 피어츠와 토니 볼프 편집, 『Prof. Dr. J. W. 하우어, 세미나 보고, 1932년 10월 3일-8일』(취리히: 심리학 클럽의 등사판, 취리히, 1933), 110페이지 이하, C. G. 융 참조.
2. 피어츠- 볼프, 131페이지, C. G. 융 참조.
3. C. G. 융, 『인간과 상징』(뉴욕:라우렐/델, 1968), 161페이지, M. L. 폰 프란츠 참조.
4. S. 프로이트, 『지그문트 프로이트의 기본 필적』, E. A. 브릴 편집. (뉴욕: 모던 라이브러리/랜덤 하우스, 1938), 69-86페이지.
5. C. G. 융, 『심리학적 유형』, 융 전집 제6권 (프린스턴: 프린스턴대학출판, 1971). 이후의 인용문은 CW 6를 참조하라.
6. A. 비틀링어, 『영원에의 향수(Heimweh nach der Ewigkeit)』 (뮌헨: 코젤 출판사, 1993) 74페이지 이하.
7. 각자 성향을 알아볼 수 있는 테스트들이 있다. 그러나 테스트를 해 보기보다는 일상생활에서 사람들과 부딪히며 우리의 장점과 단점을 점차 알아가면서 전문을 참고하는 게 더 좋다고 생각한다. C. G. 융의 심리학적 유형 또한 도움이 될 것이다. (CW 6)

8. A. 비틀링어, 『기독교 축제의 비밀(Das Geheimnis der Christlichen Feste)』: 『심층심리학과 점성학 입문(Tiefenpsychologische und Astrologische Zugaenge)』(뮌헨: 코젤 출판사, 1995). 218-223페이지.
9. A. 비틀링어, 『기독교와 점성학(Christlicher Glaube und Astrologie)』(킨트하우젠: 메타노이아, 1996).
10. C. G. 융, CW 6, 801페이지 참조.
11. C. G. 융, CW 6, 798페이지 참조.
12. C. G. 융, CW 6, 799페이지 참조.
13. C. G. 융, 『연금술 연구』, 융 전집 제13권(프린스턴: 프린스턴대학출판, 1967). 그림 26. 이후의 인용문은 CW 13을 참조하라
14. C. G. 융, CW 13, 334페이지 참조.

양극성 차크라
1. 성서의 참조문은 킹 제임스 번역본에서 인용.
2. C. G. 융, 『심리학적 유형』, 융 전집 제6권(프린스턴: 프린스턴대학출판, 1971), 804페이지 참조.
3. 린다 피어츠와 토니 볼프 편집, 『Prof. Dr. J. W. 하우어, 세미나 보고, 1932년 10월 3일-8일』(취리히: 등사판, 심리학 클럽, 취리히, 1933), 131페이지. C. G. 융, 독어로부터 번역; 이후 피어츠-볼프로 약기.
4. 피어츠-볼프, 131페이지, C. G. 융.
5. C. G. 융의 "쿤달리니 요가의 심리학적 논평, 강의 1, 1932년 10월 12일", 스프링, 1975, 14페이지에 의하면, 융은 쿤달리니를 위대한 일을 맡았던 중세의 무사와 비교했다. '신성한 충동'은 '꼭 행해야 할 일'이라고 신약에서는 말한다; 요한복음 4장 4절을 참고하라.
6. 피어츠-볼프, 57페이지, J. W. 하우어.
7. C. G. 융, "쿤달리니 요가의 심리학적 논평, 강의 1", 11페이지.
8. 피어츠-볼프, 12페이지, C. G. 융.
9. "리바이어던과의 만남은 부활 또는 파괴를 뜻한다." "심리학적 논평⋯", 11페이지에서 C. G. 융. 구약 성서의 요나 이야기를 참조하라.
10. C. G. 융, "심리학적 논평⋯", 11페이지.

11. 투사에 관한 참고 자료는, M. L. 폰 프란츠, 『융 심리학에서의 투사와 회상(Projection and Re-Collection in Jungian Psychology)』 (살르, IL: 오픈 코트, 1980), and P. 쉘렌바움, 『다른 사람을 통해 우리 자신을 보다』 (킨트하우젠: 메타노이아, 1986).
12. J. 피르게스, 『장-폴 사르트르의 관점(Der Blick bei Jean-Paul Sartre)』(킨트하우젠: 메타노이아, 1996), 27페이지 이하에서 인용했음. 독일어로부터 번역.
13. 모튼 켈시, 『Caring』 (뉴욕: 폴리스트 출판, 1981).
14. 그녀의 사례는 A. 비틀링어의 『주기도문(Das Vaternunser)』 (뮌헨: 코젤 출판사, 1990), 38페이지에 기재되었다

태양신경총 차크라

1. 린다 피어츠와 토니 볼프가 편집한 C. G. 융, 『Prof. Dr. J. W. 하우어, 세미나 보고, 1932년 10월 3일-8일』(취리히:등사판, 심리학 클럽, 취리히, 1933), 121페이지. 앞으로는 피어츠-볼프를 참조하라
2. 피어츠-볼프, C. G. 융. 126페이지. 독일어를 번역한 것.
3. 스와미 아말다스, 『예수 아바 의식(Jesu Abba Consciousness)』(방갈로르: 아시안 트레이딩 코퍼레이션, 1986), 107페이지.
4. C. G. 융, 『비전 세미나』, Book Two(취리히: 스프링, 1976), 421페이지.
5. 이 여인의 사례는 나의 책, 『주기도문』(뮌헨: 코젤 출판사, 1990)에 기재되어 있다, 54페이지.
6. A. 비틀링어, 『예수의 길』(뮌헨: 드뢰머/노어, 1995), 131페이지 이하.
7. C. G. 융, 『연금술의 연구』, 융 전집 제13권(프린스턴: 프린스턴대학출판, 1967), 그림 26. 이 환자의 첫 그림은 39페이지의 그림 11에 다시 기재되어 있다. 앞으로는 CW 13참조.
8. C. G. 융, CW 13, 그림 28. 이 환자는 본문에 설명되어 있다.
9. C. G. 융, CW 13, 337페이지 참조.
10. 반면에, 그녀는 아직도 양극성 차크라에서 물갈퀴 같은 발을 갖고 있는 그녀를 찾고 있다.
11. M. L. 폰 프란츠, 『융 심리학에서의 투사와 회상』(살르, IL: 오픈 코트, 1980), 9-19페이지; 누가복음 5장 7절 참조.
12. 고린도후서 12장 7절 참조

13. A. 비틀링어, 『영원에의 향수(Heimweh Nach der Ewigkeit)』 (뮌헨: 코젤 출판사, 1993), 80페이지 이하.
14. C. G. 융, 『인간과 상징』 (뉴욕: 라우렐/델, 1968), M. L. 폰 프란츠, 186, 198페이지.
15. C. G. 융, 『인간과 상징』, M. L. 폰 프란츠, 195페이지.
16. C. G. 융, 『인간과 상징』, M. L. 폰 프란츠, 206페이지.

가슴 차크라

1. 스와미 아말다스, 『예수 아바 의식』(방갈로르: 아시안 트레이딩, 1986) 107페이지.
2. 도마복음(뉴욕: 할퍼 & 브라더스, 1959), 25:50페이지.
3. A. 비틀링어, 『성령의 힘으로』(마브락: 오아유메니쉬출판사, 1968), 124페이지.
4. 이것과 이전의 인용된 자료들은 피어츠-볼프의 C. G. 융, 123페이지로부터 발췌되었다. 독일어로부터 번역.
5. C. G. 융, 『비전 세미나』, Book Tow(취리히: 스프링, 1976), 406페이지 이하.
6. A. 비틀링어, 『주기도문』(뮌헨: 코젤 출판사, 1990), 73페이지 이하.
7. C. G. 융, 『비전 세미나』, Book Two, 406페이지.
8. A. 비틀링어, 『옛날 옛적에(Es Was Einmal)』 (뮌헨 드뢰머/노어, 1994), 227, 371페이지.
9. D. H. 살만의 『종교 심리학을 위한 공적 기록(Archiv Fuer Religions- psychologie)』, 9권에 있는 "종교적 경험에서 자아의 헌신에 대한 저항(La Regression au Service du Moi dans l'Experience religieuse)" 참조 (파리, 1967), 49페이지 이하.
10. C. G. 융, 『비전 세미나』, Book Two, 421페이지.
11. A. 비틀링어, 『옛날 옛적에』, 223페이지.

목구멍 차크라

1. C. G. 융, "쿤달리니 요가의 심리학적 논평, 강의 3, 1932년, 10월 26일", 1976, 스프링, 16-17페이지.
2. A. 로젠버그, 『천사와 악마』 (뮌헨: 프레스텔 출판사, 1967), 58페이지 이하.
3. 린다 피어츠와 토니 볼프 편집, 『Prof. Dr. J. W. 하우어, 세미나 보고, 1932년 10월 3

일-8일』(취리히: 등사판, 심리학 클럽, 1933), 72페이지; 히브리어 rakia (창세기 1장 6절-8절; 하늘의 푸름을 보아라).
4. 피어츠-볼프 72페이지의 J. W. 하우어 참조; sthula는 감각으로부터 감지할 수 있는 물질적인 양상이다; 피어츠-볼프 18페이지 참조.
5. C. G. 융, 피어츠-볼프, 133페이지. 독일어로부터 번역.
6. C. G. 융, 피어츠-볼프, 134페이지. 독어일로부터 번역.
7. 플라톤, 『사과』. 두드러진 번역물들을 보아라. 예를 들어『플라톤의 토론』, 벤자민 조엣 번역. (시카고: 인사이클로피디어 브리타니카, 1952), 31페이지.
8. 사도신경 16장 7절
9. C. G. 융, "심리학적 논평…", 6페이지.
10. C. G. 융, "심리학적 논평…", 9페이지 이하.
11. C. G. 융, "심리학적 논평…", 5페이지.
12. C. G. 융, 『심리학적 유형』, 융 전집 제6권(프린스턴: 프린스턴대학출판, 1971) 790, 816-824페이지.
13. C. G. 융, 『아이온(Aion)』, 융 전집 9i(프린스턴: 프린스턴대학출판, 1976), 80페이지 참조.

제3의 눈 차크라

1. C. G. 융, "쿤달리니 요가의 심리학적 논평, 강의 3, 1932년 10월 26일", 1976, 스프링, 16-17 페이지.
2. C. G. 융, "심리학적 논평…", 17페이지
3. 요한복음 1장 18절; 골로새서 1장 15절
4. 로마서 8장 29절; 우리 자신은 예수의 반영이다.
5. C. G. 융, 린다 피어츠와 토니 볼프 편집, 『Prof. Dr. J. W. 하우어, 세미나 보고, 1932년 10월 3일-8일』(취리히: 등사판, 심리학 클럽, 취리히, 1933), 134페이지 .
6. A. 비틀링어, 『주기도문』(뮌헨: 코젤 출판사, 1990), 87페이지 이하.
7. C. G. 융, "심리학적 논평…", 17페이지.

왕관 차크라

1. C. G. 융, 린다 피어츠와 토니 볼프 편집, 『Prof. Dr. J. W. 하우어, 세미나 보고, 1932년 10월 3일-8일』(취리히: 등사판, 심리학 클럽, 취리히, 1933), 87페이지. 독일어로부터 번역; 앞으로는 피어츠-볼프 참조.
2. C. G. 융, "쿤달리니 요가의 심리학적 논평, 강의 26, 1932년 10월", 1976, 스프링, 17페이지.
3. 요한계시록 21장 2절
4. C. G. 융, 피어츠-볼프, 70페이지. 독일어로부터 번역
5. 히브리 신비 철학에 의하면, Jod 역시 성경의 첫 글자에 포함되어 있다. 다시 말해서 Beth의 오른쪽 밑에 뒤집혀 표기되어 있다. 히브리어가 오른쪽에서 왼쪽으로 쓰이기 때문에 성서는 Jod로 시작한다.
6. 이 대신에 유대인들은 이렇게 말한다, "Adonai", "Heaven", "Name." (셋 다 하느님을 일컫는 말임)
7. 구별은 양극성으로 이끈다(창세기 3:12). 이것은 오직 그리스도의 성령을 통해서만이 극복된다.(갈라디아서 3:28, "여기엔 유대인이나 그리스인도 없다. 속박과 자유도 없다. 남자와 여자도 없다…") 그러므로 구별은 역동적인 양극성으로 변형된다.
8. 성서에는 천국은 아직 개발되지 않은 곳이다. 다른 한편으로 천국의 예루살렘은 개발된 곳, 구별되어진 곳의 융합이다.
9. 요한복음 7장 38절에는 현실을 동양의 연꽃으로 상징하고 있다. 신약 성서에는 현실은 바로 경험할 수 있을 뿐만이 아니라 제2차 세계대전의 끝과 지금의 현실을 보여 주는 시연장이기도 하다(비틀링어, 세계화시대, 킨트하우젠: 메타노이아, 1997). 내가 예수님이 말씀하시는 것은 절대로 시대에 뒤떨어지지 않는다고 하지 않았던가? 반대는 진실이다: 우리는 차츰 예수가 말한 배움대로 따라가고 있다. 그래서 요한복음에도 나와 있다: "내가 아직도 너희에게 이를 것이 많으나 지금은 너희가 감당하지 못하리라." 예수가 말한 대부분의 말들은 '참을 수 없는' 것들이고 '이해할 수 없는' 것들이다.
10. 아서 아발론, 『쿤달리니의 힘』(마드라스: 가네쉬, 1918)
11. 요한계시록 4장 9절-11절
12. C. 리드비터, 『차크라』(위톤: 퀘스트/ 신지학, 1973), 10페이지.

제3부 **차크라와 색**

차크라가 상징하는 색

1. 리드비터의 책, 『차크라』(위톤: 퀘스트/신지학, 1973), "가공되지 않은" 색의 인상적인 실례가 있다.
2. 요즘에는 색깔과 함께 나온 차크라 책들이 많다. 한 가지 예로 최근에 나온 아속 베디의 『영혼으로 가는 길』이 있다. 베디는 차크라의 심리학적인 뜻과 그에 응하는 아름답고 현대적인 실례를 함께 책에 담았다(와이저, 2000). 인도인들이 이야기하는 차크라의 뜻에 관한 토론 역시 피어츠-볼프가 편집한 융의 원고에 있다. 그리고 독자들은 최근에 프린스턴대학출판에서 발매된 융의 『쿤달리니 요가의 심리학』 역시 읽고 싶어 할 것이다.
3. J. W. 하우어는 공통적인 상징, 집단적인 상징, 그리고 개개인의 상징들을 달리 표기하고 있다; 린다 피어츠와 토니 볼프가 편집한 『Prof. Dr. J. W. 하우어, 세미나 보고, 1932년 10월 3일-8일』(취리히: 등사판, 심리학 클럽, 취리히, 1933), 88페이지 이하를 참조하라. 개인의 차크라 색들은 개개인의 "독특한" 상징들이다.

주황- 양극성 차크라

1. A. 비틀링어, 『기독교 축제의 비밀』(뮌헨: 코젤 출판사, 1995), 246페이지 이하, 참조.

노랑- 태양신경총 차크라

1. 에스겔서 1장 12절

초록- 가슴 차크라

1. 『구약 성서의 외전』에 있는 신약편 40장 22절 (뉴욕: 토마스 넬슨, 1957).
2. 당신은 그림형제의 동화 중에 질투로 인해 초록색으로 변한 두 형제의 이야기를 기억하는가? 셰익스피어 역시 오셀로와 베니스의 상인에서 초록색을 질투와 비교하여 언급한 적이 있다.

3. 쟝 슈발리에와 알랭 게르브랑, 『상징어 사전』 (파리, 1982), 1003페이지.
4. 독자들은 아마도 회교신비주의(Sufism)의 이슬람교 수도 탁발승에 대해 더 알고 싶어 할 것이다.
5. 그리스 기독교인들은 예수 그리스도의 결합 문자에 관한 증거를 Chloros(초록색)에서 발견하였다. 왜냐하면 chloros의 첫 번째 음절은 x(chi=ch)로 시작하고 두 번째 음절은 r(ro=r)로 시작하기 때문이다. 이것들은 Christus의 시작 문자이다.

파랑- 목구멍 차크라

1. A. 비틀링어, 『주기도문』(뮌헨: 코젤 출판사, 1990), 81페이지 이하.

남색- 제3의 눈 차크라

1. 창세기 1장 2절.
2. 잉그리드 리델, 『색깔』(슈투트가르트: 크로이츠 출판사, 1983), 138페이지.

제4부 차크라와 내면의 동물들

개인의 차크라 동물들

1. 에스겔서 1장 10절; 요한계시록 4장 7절.
2. E. S. 갈레고스, 『개인의 토템 폴』(산타페: 베어 & Co., 1987)
3. A. 비틀링어의 『기독교와 점성학(Christlicher Glaube und Astrologie)』(킨트하우젠:메타노이아, 1996) 참조. 이 책의 요점은 12궁 중에 양자리가 축의 개시점의 첫 번째로 있는 황도대를 고려하여 읽으면 더 빨리 이해할 수 있다. 시한의 도표가 계산이 되면, 양자리는 축의 개시점의 첫 번째에 꼭 있지 만은 않을 것이다, 그리고 다른 11자리 궁들도 거기에 있진 않을 것이다. "천체위치관측에 보이는 행성들 또한 관측에 보이는 것과 틀릴 것이다: 예를 들어 태양이 사자자리와 5번째 궁을 지배하는 동안에도 차트에는 보이지 않을 것이다; 금성이 황소자리와 천칭자리를 지배하는 동안에도, 금성은 다른 궁에 보일

수도 있다, 또한 황소자리에서 2번째 혹은 천칭자리에서 7번째에 자리 잡고 있지 않을 수도 있다.
4. 『비교(秘敎, Esotera)』 2/97 30페이지에 인용되어 있음.
5. 상상의 여행을 그의 학생들과 함께 한 크리스천 러치의 구두 보고서.
6. C. G. 융, 『과도기의 문명(civilization in transition)』, 융 전집 제10권(프린스턴: 프린스턴대학출판, 1964), 32페이지 참조.

제5부 차크라의 서구적 해석

성서에서의 차크라의 길

1. 베드로서 2장 21절
2. C. G. 융, 『심리학과 종교: 서양과 동양』 융 전집 제16권. (프린스턴: 프린스턴대학출판, 1964/1970), 146페이지 참조.
3. 마태복음 15장 19절; 마태복음 4장 1절, 그리고 누가복음 4장 1절의 사탄의 소리.
4. 마태복음 12장 34절 ; 누가복음 6장 45절.
5. 마태복음 4장 1절; 마가복음 1장 12절, 누가복음 4장 1절; 그리고 마태복음 16장 22절 참조.
6. 예수의 우화들을 참조하라, 마태복음 13장, 누가복음 15장, 요한복음 15장 1절-8절.
7. 예를 들어 예수가 수많은 군중들을 배 채운 것. 그리고 요한복음 6장1절-15절과 요한복음 6장 22절에서의 해석, 혹은 요한복음 11장 1절에서 예수가 죽은 자를 다시 살려낸 것과 요한복음 11장 35절의 해석을 참조하라.
8. A. 비틀링어, 『예수의 길(Der Weg Jesu)』 (뮌헨: 드뢰머/노어, 1995), 37페이지.
9. 마가복음 1장 12절.
10. 누가복음 23장 12절; 에베소서 2장 14절 등.
11. A. 비틀링어, 『성령의 힘으로』(마브락: 오아유메니쉬 출판사, 1968), 124페이지 .

차크라 명상과 같은 주기도문

1. 누가복음 5장, 8장 7절, 6페이지 이하 등등.
2. 마태복음 26장 41절, 69페이지 이하.
3. 마태복음 18장 21절 이하.
4. 누가복음 22장 35절.
5. 마태복음 14장 13절 이하; 마태복음 6장 30절 이하; 누가복음 9장 10절 이하; 요한복음 6장 5절 이하.
6. 요한복음 6장. 26절-35절.
7. 그리스어 epi-ousios 뜻은 "나날의" 양식(우리의 몸에 영양을 공급해 주는)과 "본질적인" 양식(우리의 영혼을 북돋아 주는)을 동시에 뜻한다.
8. 이것은 왕관 차크라로부터 뿌리 차크라로 "되돌아가는" 것을 의미한다. J. W. 하우어가 썼음. 린다 피어츠와 토니 볼프 편집, 『Prof. Dr. J. W. 하우어, 세미나 보고, 1932년 10월 3일-8일』(취리히: 등사판, 심리학 클럽, 취리히, 1933) 87페이지에 의하면, 쿤달리니는 모든 차크라에 에너지를 주는 새로운 힘을 의미하며, 인간을 보는 새로운 관점을 뜻하는 것으로, 이는 모든 차크라를 통과하여 물라다라로 돌아온다. 그리고 이제 요가 수행자는 이 순간으로부터 새로운 방법으로 현실적이고 세속적인 삶을 산다. 이것은 마치 예수의 부름을 들은 사람이 예수에게로 돌아온다는 것과 비슷하다.
9. 요한 계시록 21장 2절을 보라.

동화 속의 차크라 상징들

1. "충성스러운 요하네스", 『그림형제 동화전집』(뉴욕: 팬턴/ 랜덤 하우스, 1944)
2. 예를 들어, 푸른 수염의 사나이
3. 『그림형제 동화전집』에 있는 "흰 신부와 검은 신부"
4. 『그림형제 동화전집』에 있는 "성모 마리아의 아이"
5. "무덤-고분(The Grave-Mound)"을 보라.
6. "충성스러운 요하네스"에서는 101개의 방이 있다고 한다! 우린 많은 꿈에서 알려지지 않은 방들에 대한 모티브를 만나곤 한다.
7. 『그림형제 동화전집』에 있는 "홀레 아주머니"

8. "신데렐라"와 그 외 다수
9. "세 개의 깃털"과 그 외 다수
10. "두 여행자", "두 형제" 그리고 "거위 소녀"
11. A. 비틀링어, 『주기도문』(뮌헨: 코젤 출판사, 1990), 47페이지.
12. "황금의 새", "소망의 식탁", "금 당나귀", 그리고 "자루 속의 곤봉" 또는 "생명의 물"
13. "어부와 그의 아내"
14. "황금의 새"
15. M. L. 폰 프란츠, 『동화속의 개별화 과정』(취리히: 스프링, 1975), 60-67페이지.
16. 러시아 민담(뒤젤도르프/쾰른, 오이겐 디이데리히스 출판사, 1959), 137페이지.
17. "trust"가 상징하는 건 뒝벌이다. 내가 알기론 뒝벌의 평균적인 무게는 4그램보다 조금 더 나가며, 6도정도 기울어진 반경 1.45제곱센티미터의 날개를 갖고 있다. 공기역학에 의하면, 뒝벌은 날 수가 없다. 그러나 뒝벌은 이것을 모르고 있다.
18. "성모 마리아의 아이"
19. 고린도후서 11장 28절
20. "달콤한 죽"과 그 외 다수
21. "이웃을 사랑하는 그리스도의 마음은 동물에게까지 연결될 수 있다, 우리 안의 동물." C. G. 융, 『과도기의 문명(Civilization in Transition)』, 융 전집 제10권(프린스턴:프린스턴대학출판, 1964/1970), 32페이지 참조.
22. "병 속의 영혼(The Spirit in the Bottle)" 그리고 "룸펠슈틸츠헨."
23. 이건 "충성스러운 요하네스"를 참조하면 더 확실해진다. 갈라디아서 3장 28절을 보면, "여기엔 유대인이나 그리스인도 없다, 속박과 자유도 없다, 남자와 여자도 없다; 예수님에겐 너희 모두가 하나이다."
24. "황금의 소녀"의 결말 참조
25. 사도행전 17장 28절 참조
26. 요한계시록 22장 2절과 9절
27. "못", "헨젤과 그레텔" 그리고 "작은 빨간 모자"
28. "거위 소녀", "황금의 새" 혹은 "충성스러운 요하네스"
29. "홀레 아주머니"의 여러 가지 버전이 있다. 이것은 내가 쓴 것이다.

차크라의 상징에서 본 동화 「홀레 아주머니」

1. A. 비틀링어, 『옛날 옛적에』(뮌헨:드뢰머/노어 1994), 112페이지 이하, 124페이지. 독자들 중에 독일어에 능통한 사람은 우리가 이 장에서 이야기하고자 하는 주제에 대해 이 책 제목으로 검색하여 많은 자료를 얻을 수 있다.
2. 그림형제 동화에서 "신데렐라"
3. 정신분석 심리학에서는, 자신 (혹은 "참된 자신")이란 포괄적인 성격, 인간의 심리 상태에 대한 의식과 무의식을 뜻한다. 자신은 "자신의 성격의 여러 부분을 조화를 시켜 감정을 표현하는 것이다." C. G. 융, 『심리학적 유형』, 융 전집 제6권(프린스턴: 프린스턴대학출판, 1971), 789페이지 참조.
4. A. 비틀링어, 『성찬(Das Abendmahl)』(크라하임: 롤프 쿠네 출판사, 1969), 33페이지 이하.
5. A. 비틀링어, 『세계화 시대』(킨트하우젠: 메타노이아, 1997), 27페이지 이하.
6. 성 어거스틴, 『고백(in Great Books of the Western World)』(시카고: 인사이클로피디어 브리태니카, 1952), VIII, 61페이지
7. 『호메로스 찬가(Homeric Hymns)』, II, 268페이지
8. 『호메로스 찬가(Homeric Hymns)』, VIII, 56페이지
9. 요한복음 8장 12절, 10장 11절, 11장 25절 등등
10. 사도행전 9장 5절
11. A. 비틀링어, 『예수의 길(Der Weg Jesu)』(뮌헨: 드뢰머/노어, 1995), 30페이지 이하
12. A. 비틀링어, 『주기도문(Das Vaterunser)』(뮌헨: 코젤 출판사, 1990), 87페이지 이하
13. 사도행전 5장 13절
14. S. 뤼트너 코바, 『홀레 아주머니』(바젤:스피닉스 출판사, 1986), 66페이지.
15. 독일의 TV 영화 『홀레 아주머니(Frau Holle)』(1961년 독일에서 루스 엥리쉬와 마델라이네 빈스펠트가 만들었다)에서 왕자는 황금의 소녀가 홀레 아주머니로부터 돌아온 후에 그녀를 그의 성으로 데려가고 싶어 했다. 황금의 소녀는 만약에 그녀가 추한 소녀와 의붓어머니를 데려갈 수 있다면 가겠다고 하여, 황금의 소녀는 추한 소녀와 의붓어머니를 마차 뒤에 태워 같이 갈 수 있었다. 반대되는 것들과의 융합 없이는 완전함이 없기에 이것은 아름다운 광경이었다.
16. A. 비틀링어, 『분석심리학적 관점에서 본 종교와 문명(Religion and Kulthandlungen

im Lichte der Analytischen Psychologie)』(킨트하우젠: 메타노이아, 1995), 8페이지 이하 참조.

삶의 여정 그리고 차크라의 길

1. 린다 피어츠와 토니 볼프 편집, 『Prof. Dr. J. W. 하우어, 세미나 보고, 1932년 10월 3일-8일』(취리히: 등사판, 심리학 클럽, 취리히, 1933), 102페이지, C. G. 융. 이 책에서, 융은 몸이 유난히 긴사람 – 몇몇은 아주 작거나 윤곽이 모호하거나 동물의 머리를 가지고 있는 것으로 – 을 묘사해 놓은 아프리카인들의 절벽에 그린 그림을 지적했다. (앞으로 있을 참조물은 피어츠-볼프로 약기)
2. 11세기에 만들어진 독일 튜빙겐에 있는 야고보 교회의 조각물
3. 피어츠-볼프의 C. G. 융, 134페이지 이하.
4. C. G. 융, 『기억, 꿈, 회상』(뉴욕: 판테온, 1961), 3페이지
5. 요한계시록 21페이지 이하.

참고 문헌

Allen, Paul, ed. *A Christian Rosenkreutz Anthology*. "The Chemical Wedding of Christian Rosenkreutz." Blauvelt, NY: Rudolf Steiner Publications, 1968.

Amaldas, Swami. *Jeshu Abba Consciousness*. Bangalore: Asian Trading Crop., 1986.

Andrae, V.: *Chymische Hochzeit*. Stuttgart: Calwer, 1976.

The Apocrypha of the Old Testament. New York: Thomas Nelson and Sons, 1957.

Augustine. *The Confessions*. In Great Books of the Western World, vol. 18. Morton Adler, ed. Chicago: Encyclopaedia Britannica, 1952.

Avalon, Arthur(Sir Jhon Woodroffe). *The Serpent Power*. Madras: Ganesh & Co., 1918.

Bittlinger, Arnold. *Das Abendmahl*. Carheim: Rolf Kuhne Verlag, 1969.

_____. *Christlicher Glaube und Astrologie*. Kindhausen: Metanoia, 1996.

_____. *Es was einmal: Grimms Maerchen im Lichte von Tiefenpsychologie und Bibel*. Munich: Dromer/Knauer Verlag, 1994.

_____. *Das Geheimnis der christlichen Feste: Tiefenpsychologische und Astrologische Zugaenge*. Munich: kosel Verlag, 1995.

_____. *Heimweh nach der Ewigkeit*. Munich; Kosel Verlag, 1993.

_____. *Im Kraftfeld des Heiligen Geistes*. Marburg: Oakumenischer Verlag, 1968.

_____. *Religion und Kulthandlungen im Lichte der Analytischen Psychologie*. Kindhausen: Metanoia, 1995.

_____. *Das Vaterunser: erlebt im Licht von Tiefenpsychologie un Chakrenmeditation*. Munich: Kosel Verlag, 1990.

_____. *Das Weg Jesu: Urbild Unseres Weges*. Munich: Dromer/Knauer Verlag, 1995.

_____. *Die Weltzeitalter*. Kindhausen: Metanoia, 1997.

Chevalier, Jean and Alain Gheerbrandt. *Dictionaire des Symbols*. Paris, 1982.

The Complete Grimm's Fairy Tales. New York: Pantheon, 1944.

Cova, S. Ruettner. *Frau Holle*. Basel: Sphinx Verlag, 1986.

Fierze, Linda and Toni Wolff, eds. *Bericht ueber das Seminar von Prof. Dr. J. W. Hauer, 3-8 October, 1932*. Zurich: Psychologischen Club, Zurich, Mimeograph, 1933.

Firges, J. *Der Blick bei jean-paul Sartre*. Kindhausen: Metanoia, 1996.

von Franz, Marie-Louise: *Alchemy: An Introduction to the Symbolism and psychology.* Toronto: Inner City Books, 1980.

_____. *Individuation in Fairy Tales.* Zurich: Spring, 1975.

_____. *Projection and re-Collection in Jungian Psychology.* William H. Kennedy, trans. La Salle, IL: Open Court, 1980.

Freud, S. *The Basic Writings of Sigmund Freud.* J. A. Brill, ed. New York: Modern Library/Random House, 1938.

Galegos, E. S. *The Personal Totem Pole.* Santa Fe, NM: Bear & Co., 1982.

The Gospel According to Thomas. A. Guillaumont, et al., trans. New York: Harper & Brothers, 1959.

Holy Bible: Containing Old and new Testaments. Authorized King James Version. London: Oxford University Press, n.d. See also: The new English Bible: The New Testament. Oxford: Oxford University Press, 1961.

Jacobi, Jolande. *The Way of Individuation.* New York: Harcourt Brace & World, 1967.

Jung, C. G. *Aion: Researches into the Phenomenology of the Self.* The Collected Works, vol. 9ii. Bollingen Series XX. R. F. C. Hull, trans. Princeton: Princeton University Press, 1969.

_____. *Alchemical Studies.* The Collected Works, vol. 13. Bollingen Series XX. R. F. C. Hull, trans. Princeton: Princeton University Press, 1967.

_____. *The Archetypes and the Collective Unconscious.* The Collected Works, vol. 9i. Bollingen Series XX. R. F. C. Hull, trans. Princeton: Princeton University Press, 1967.

_____. *Civilization in Transition.* The Collected Works, vol. 10. Bollingen Series XX. R. F. C. Hull, trans. Princeton: Princeton University Press, 1964/1970.

_____. *Man and His Symbols.* New York: Laurel/Dell, 1968.

_____. *Memories, Dreams, Reflections.* Aniela Jaffe, ed. New York: Pantheon, 1963.

_____. *Practice of Psychotherapy.* The Collected Works, vol. 16. Bollingen Series XX. R. F. C. Hull, trans. Princeton: Princeton University Press, 1954.

_____. *Psychological Types.* The Collected Works, vol. 6. Bollingen Series XX. R. F. C. Hull, trans. Princeton: Princeton University Press, 1971.

_____. *Psychology and Religion: West and East.* The Collected Works, vol. 11. Bollingen Series XX. R. F. C. Hull, trans. Princeton: Princeton University Press, 1958.

_____. *The Psychology of Kundalini Yoga: Notes of a Seminar Given in 1932 by C. G. Jung.* Bollingen Series XCIX. Sonu Shamdasani, ed. Princeton: Princeton University Press, 1996.

_____. *The Symbolic Life: Miscellaneous Writings.* The Collected Works, vol. 18. Bollingen Series XX. R. F. C. Hull, trans. Princeton: Princeton University Press, 1976.

_____. *Two Essays on Analytical Psychology.* The Collected Works, vol. 7. Bollingen Series XX. R. F. C. Hull, trans. Princeton: Princeton University Press, 1953.

_____. *The Visions Seminars*, 2 vols. From the Complete Notes of Mary Foote. Zurich: Spring, 1976.

_____. "Psychological commentary on Kundalini Yoga, Lectures One and Two(12 October and 19 October), 1932," in *Spring: An Annual of Archetypal Psychology and Jungian Thought.* New York and Zurich, 1975.

_____. "Psychological Commentary on Kundalini Yoga, Lectures three and Four(26 October and 2 November), 1932," in *Spring: An Annual of Archetypal Psychology and Jungian Thought.* New York and Zurich, 1976.

Jung, C. G. and Richard Wilhelm. *The Secret of the Golden Flower: A Chinese Book of Life.* London: Routledge & Kegan Paul, 1931.

Kelsey, M. T. *Caring.* New York: Paulist Press, 1988.

Leadbeater, C. W. *The Chakras.* Wheaton: Quest/Theosophical, 1973. Originally published in Madras, India by the Theosophical Publishing House, 1927.

Plato. *Apology.* In *The Great Dialogues of Plato.* Benjamin Jowett, trans. Chicago: Encyclopaedia Britannica, 1952.

Riedel, Ingrid. *Farben.* Stuttgart: Kreuz Verlag, 1983.

Rosenberg, A. *Engel und Daemonen.* Munich: Prestel; Verlag, 1967.

Russiche Volksmaerchen. August van Loeis of Menar, trans. Dusseldrorf/Koln: Eugen Diederichs Verlag, 1959.

Salman, D. H. "La Regression au Service du Moi dans l'Experience religieuse, "in *Archiv fuer Religions-psychologie*, vol. 9. Paris, 1967.

Schellenbaum, P. *Wir Sehen uns im Andern*. kindhausen: metanoia, 1986.

Shelmerdine, Susan C., ed. *Homeric Hymns*. Newburyport, MA: Focus Publishing/ R. Pullians Co., Inc., 1995.

Wallimann, S. *Umpolung*. Freiburg: Bauer Verlag, 1988.

칼 융과 차크라

초판 1쇄 발행 2010년 6월 25일
초판 5쇄 발행 2023년 12월 15일

지은이 아놀드 비틀링어
옮긴이 최여원

펴낸이 황정선
출판등록 2003년 7월 7일 제62호
펴낸곳 슈리 크리슈나다스 아쉬람

주소   경남 창원시 의창구 북면 신리길35번지 12-12
대표 전화 (055) 299-1399
팩시밀리   (055) 299-1373

전자우편   krishnadass@hanmail.net
카 페 cafe.daum.net/Krishnadas

ISBN 978-89-91596-28-3 03180

* 잘못 만들어진 책은 바꾸어 드립니다.